Dr. Bernard
große Broermann

LEIDENSCHAFT
FÜR GESUNDHEIT

Dr. Bernard
große Broermann

LEIDENSCHAFT
FÜR GESUNDHEIT

**Wie wir dafür sorgen können, dass
Krankheiten gar nicht erst entstehen,
um für möglichst viele ein Leben
in Gesundheit zu erreichen**

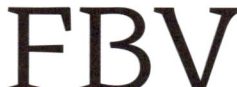

Bibliografische Information der Deutschen Nationalbibliothek
Die Deutsche Nationalbibliothek verzeichnet diese Publikation in der Deutschen Nationalbibliografie. Detaillierte bibliografische Daten sind im Internet über http://dnb.d-nb.de abrufbar.

Für Fragen und Anregungen:
info@finanzbuchverlag.de

Originalausgabe, 1. Auflage 2023

© 2023 by FinanzBuch Verlag, ein Imprint der Münchner Verlagsgruppe GmbH
Türkenstraße 89
80799 München
Tel.: 089 651285-0
Fax: 089 652096

Redaktion: Silvia Kinkel
Korrektorat: Caroline Kazianka
Umschlaggestaltung: Sonja Vallant
Umschlagabbildung: Mark Sandten FUNKE Foto Services
Abbildungen im Innenteil:
S. 64: © Asklepios; S. 74: © Asklepios; S. 76: © Asklepios; S. 82: © Asklepios; S. 90: Bertram Solcher; S. 92: © Asklepios; S. 113: © Asklepios; S. 160: © Asklepios
Satz: Daniel Förster
Druck: Florjancic Tisk d.o.o., Slowenien
Printed in the EU

ISBN Print 978-3-95972-451-7
ISBN E-Book (PDF) 978-3-96092-851-5
ISBN E-Book (EPUB, Mobi) 978-3-96092-853-9

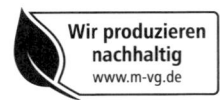

Weitere Informationen zum Verlag finden Sie unter

www.finanzbuchverlag.de
Beachten Sie auch unsere weiteren Verlage unter www.m-vg.de

INHALT

VORWORT

Anfang der 1980er-Jahre hatte ich als Wirtschaftsprüfer und Rechtsanwalt viele Aufträge in den USA. In dieser Zeit wohnte ich oft im
»Beverly Wilshire Hotel« – dem Hotel, in dem der Film *Pretty Woman*
spielt. An einem Wochenende suchte ich in einem nahe gelegenen
Buchladen nach Lektüre. Beim Stöbern in den Regalen stieß ich auf
ein Buch von Adelle Davis, das mein Leben mitprägen sollte: *Let's
eat right to keep fit*, in Deutschland erschienen unter dem Titel *Jeder
kann gesund sein. Fit und vital durch richtige Ernährung*. Adelle Davis
stellte darin den Zusammenhang her zwischen langfristiger Fehler-
nährung und den Krankheiten, die dadurch später entstehen können.
Ihr Ratgeberbuch zielte natürlich auf die Vorbeugung ab, also wie die
passende Ernährung ursächlich Krankheiten verhindern kann.

Das bereits 1954 erschienene Werk traf meinen Nerv – auch weil es
ein grundsätzliches Anliegen betrifft, das mich als Inhaber der heute
zweitgrößten Krankenhauskette Deutschlands, Asklepios, sehr stark
umtreibt: Prävention zu betreiben, also wo immer möglich dafür zu
sorgen, dass Krankheiten gar nicht erst entstehen, und für möglichst
viele ein Leben in Gesundheit zu erreichen. Dadurch könnte die
wachsende Zahl an Krankenhausaufenthalten hoffentlich verringert
werden. Neben meiner unternehmerischen Tätigkeit ist dies ein großes Anliegen in meinem Leben, für das ich mich engagiert habe, wo
immer ich konnte. Dieses werde ich in meiner Autobiografie immer

wieder aufgreifen und schließlich auch ein Konzept für ein Gesundheitswesen beschreiben, das die Prävention zum Kern hat.

Als mein wichtigstes Lebenswerk sehe ich den Aufbau von Asklepios an – ein langer Weg bis zu dem heute größten Familienunternehmen im Klinikbereich in Europa. Doch wie bei den meisten von uns startete dieser Weg nicht an meiner Wiege. Ich komme von einem Bauernhof im Oldenburger Münsterland, und dort war es eigentlich vorgesehen, dass ich den Hof meiner Eltern übernehmen sollte. Ich aber hatte mich schon früh für Naturwissenschaften und auch für Unternehmertum interessiert. Und um meine Ziele zu verwirklichen, musste ich, trotz meiner Heimatverbundenheit, in die Welt hinausziehen. Dieser Weg – in meinem Fall muss man von etlichen parallelen Wegen sprechen – war natürlich gepflastert mit Rückschlägen, Konflikten und auch Wirtschaftskrimis, vor allem aber großartigen Erlebnissen, Erfolgen und Unternehmungen, zu denen inzwischen auch das »Hotel Atlantic« in Hamburg gehört. Davon und von meinen Erkenntnissen möchte ich Ihnen berichten.

Kein beruflicher Weg verläuft geradlinig. Wer jedoch Unternehmer ist, hat es jeden Tag mit neuen Problemen zu tun – und durchaus auch mit Vorwürfen unter der Gürtellinie. In Los Angeles, der Nachbarstadt von Beverly Hills, wo ich im Buchladen mein wissenschaftliches Erweckungserlebnis hatte, befindet sich das Hauptquartier der Scientology Church. Und eines Tages, mitten im Kaufprozess eines Krankenhauses auf Sylt, wurde mir vorgeworfen, Mitglied in dieser Organisation zu sein. Diese Anschuldigung, eine erfundene Unwahrheit, beinahe existenzbedrohend, konnte ich zum Glück entkräften. Aber die Episode zeigt eben auch deutlich, mit welch harten Bandagen gekämpft wird und dass man gerade als Unternehmer und obendrein in einer politisch umkämpften Branche nicht immer bei Schönwetter segelt.

TEIL I

KINDHEIT, JUGEND UND STUDIUM

Eine Kindheit im Oldenburger Münsterland

Auf unserem Hof hatten wir eine eigene Mühle. Im Obergeschoss wurde das Korn hineingeschüttet und durch die Mühlsteine geleitet, unten kam es als Mehl wieder heraus und fiel in eine Kiste. Eines Tages schüttete ich, ein kleiner Junge, das Korn im Obergeschoss nach, während mein Vater unten das Mehl von den Ausgängen der Mühle entfernte, damit diese nicht verstopften – er las aber nebenbei einen Roman. Als ich fertig war, ging ich nach unten und sah meinen Vater. Ihm liefen die Tränen über die Wangen und er hatte über der Lektüre des Buches seine Arbeit völlig vergessen, so sehr hatte ihn dieses offensichtlich von vielen Gefühlen handelnde Werk berührt. Die Backen der Mühlsteine waren indessen schon festgefahren, ohne dass er es bemerkt hatte. Das Mehl hatte sich bereits gestaut.

Mein Vater hieß Bernard wie ich. Es war früher bei uns üblich, die Kinder nach den Eltern zu nennen. Allerdings erhielt ich als Jüngster den Namen meines Vaters und nicht mein älterer Bruder.

Er sollte, und das stand schon bei seiner Geburt fest, den Hof meines kinderlosen Onkels übernehmen, und so bekam er auch dessen Vornamen – Franz – und musste den Nachnamen des kinderlosen Onkels – Meyer-Holzgräfe – annehmen. So weit voraus dachte man in meiner Familie, über Generationen hinweg. Mein Vater war eine Seele von Mensch und ein ungewöhnlich gefühlvoller Mann, der dabei aber hart arbeitete. Leider starb er viel zu früh im Jahr 1953 und überraschend, ich war erst neun, er 72 Jahre alt. Bedauerlicherweise habe ich wegen seines frühen Todes nur wenige Erinnerungen an ihn.

»Nanu, schon auf dem Buchcover ein Schreibfehler?«, fragen sich vielleicht manche Leser. Statt einer förmlichen Vorstellung möchte ich daher gleich zu Beginn auch meinen Nachnamen erklären: *große Broermann*. Er mag für die meisten Menschen außerhalb des Münsterlandes ungewöhnlich wirken, doch in meiner Heimat ist diese Namensform sehr gebräuchlich. Sie rührt aus der Zeit, als die Bauernhöfe beim Vererben noch geteilt wurden und einer der Brüder den großen und der andere den kleinen Hof erhielt. Zur Unterscheidung wurde dieses Attribut schließlich dem Namen vorangestellt, und so ist es bis heute ein fester Bestandteil. Und da es ein Adjektiv ist, wird »große« klein geschrieben. Der Nachbarhof des elterlichen Hofes gehört übrigens Herrn Dr. kleine Broermann, abgekürzt geschrieben kl. Broermann. Es spricht alles dafür, dass die benachbarten Höfe große Broermann und kleine Broermann einmal zusammengehörten, aber Unterlagen gibt es darüber nicht mehr, wohl aber eine überlieferte Geschichte. Angeblich war zwischen zwei Brüdern vereinbart, dass man einen Hasen laufen ließ und sein Weg den Lauf der Trennungslinie für die Aufteilung des von ihrem Vater geerbten Hofes zwischen den beiden Brüdern bestimmen sollte. Mein Familienzweig muss wohl Glück gehabt haben und erhielt den etwas größeren Hof und damit auch den Namen große Broermann. Heute ist es so im

Geburtsregister, Reisepass und Personalausweis festgeschrieben, ich wurde damit geboren.

Unsere Familiengeschichte lässt sich aus Kirchenbüchern, die ein zur weiteren Familie gehörender Pastor, Heinrich zu Höne, gepflegt hatte, bis etwa zum Jahr 1600 zurückverfolgen. Davor übernahmen irgendwann unsere Urahnen ihr Stück Land, das bis dahin dem Bischof von Münster gehört hatte. Und daraus entstand später der »große Broermann-Hof«. Dieser umfasste rund 70 Hektar mit Forst-, Feld- und Weidewirtschaft, Pferde-, Kuh- und Schweineställen und sogar ein Moorstück, wo Torf zum Heizen abgebaut wurde. Fast alle Höfe in der Gemeinde hatten diese für die Gegend typische Mischung; wir waren in gewisser Hinsicht Selbstversorger. Wenn etwa eine neue Scheune gebaut werden sollte, kam das Holz aus unserem Wald und wurde in einem eigenen kleinen Sägewerk mit zwei auf Schienen laufenden Loren zugeschnitten.

Meine Heimat ist das Oldenburger Münsterland in Niedersachsen. Hier, umgeben von den Dammer Bergen, der Moorlandschaft rund um den Dümmer See und inmitten ausgedehnter Felder und Äcker, liegt Damme, wo ich am Ende des Zweiten Weltkrieges zur Welt kam. Der Ort Damme, der zum Landkreis Vechta gehört, war damals noch keine Stadt, sondern eine Landgemeinde. Für eine Stadt war er noch zu klein, auch wenn er eine beachtliche Fläche umfasste. Im Krieg und auch später während der britischen Besatzung befand sich in Damme ein großes Munitionslager. Zwischen 1939 und 1967 wurde darüber hinaus Eisenerz abgebaut. Nach dem Krieg zeigte sich das stark ausgeprägte unternehmerische Denken, das in der Dammer Bevölkerung offensichtlich zu Hause ist. In Damme entstanden viele kleine und auch größere sehr erfolgreiche Unternehmen, und die Gemeinde wuchs zu einer blühenden Stadt mit heute über 17.000 Einwohnern, mit Vollbeschäftigung und einem beachtenswerten Wohlstand heran. Dennoch blieb die Landwirtschaft ein prägendes Element in dieser großen Flächenstadt. Rund 7000 Einwohner lebten hier 1945, verteilt auf den Ort selbst sowie auf Dutzende Bauernschaften, die zum Teil nur aus wenigen Höfen bestanden.

Ich wurde kurz vor Kriegsende geboren. Meine Kindheit lag also direkt in der Nachkriegszeit. Doch was diese in Deutschland vor allem auszeichnete – Hunger und Wohnungsnot –, betraf uns mit dem Bauernhof zum Glück nicht. Es ging uns gut, ich hatte sogar mein eigenes Kinderzimmer.

Wir waren ein Familienbetrieb, und so wurden mein Bruder Franz, meine beiden Schwestern Maria und Else und auch ich, der Jüngste, schon früh in die Arbeit auf dem Hof eingebunden. Jeder hatte seine Aufgaben. Aber wir erlebten diese nicht als lästige Pflicht, sondern arbeiteten selbstverständlich mit, sei es bei der Feldarbeit oder bei der Versorgung des Viehs. Mein älterer Bruder übernahm später die Aufgabe meines verstorbenen Vaters und teilte oft die Arbeit für alle Erntehelfer ein. Dann ging es in die Rüben oder auf den Kartoffelacker. Dabei erhielt ich für meine Leistung – etwa für die Bearbeitung eines sogenannten Pfandes, eines Teilstückes bei der Kartoffelernte – die gleiche Bezahlung wie alle anderen Helfer. Trotzdem sind wir auch zum Spielen gekommen, da haben unsere Eltern schon aufgepasst. Urlaub gab es allerdings nicht. Das war damals, kurz nach dem Krieg, auf dem Bauernhof völlig unbekannt, und wir haben es deshalb auch nie vermisst.

Wir waren stolz auf unseren Hof, der als sogenannter Vorzugsmilchbetrieb auch direkt an die Endverbraucher lieferte. Vorzugsmilch ist unbehandelte, also rohe Milch von einem durch die Aufsichtsbehörden streng überwachten Viehbestand. Die Milch wurde nicht pasteurisiert und nicht homogenisiert, sodass alle wertvollen Vitamine erhalten blieben. Diese Besonderheit zeigte mir schon früh, dass man mit einem guten Produkt und ordentlichem Service sogar gegen die vermeintliche Übermacht der großen Milchbetriebe, die es damals schon gab, ankommen kann. Wir arbeiteten hart daran, dieses Vertrauen in der Dammer Bevölkerung, die wir belieferten, aufrechtzuerhalten – schließlich ging es hier um Sauberkeit und Hygiene. Ganz generell ist das Aufwachsen auf einem Hof auch eine sehr gute Schule für das Leben. Pragmatisch und konfrontiert mit den täglichen Problemen des Wetters oder im Viehbestand lernt man Verantwortungsbewusstsein, und man erfährt unmittelbar, dass man nur das ernten kann, was man auch sät – Erkenntnisse, die mich bis heute prägen und zu einer gesunden Geerdetheit und Bescheidenheit führen. Für verrückte Ideen, die ja gewaltigen Schaden anrichten können, ist man dann nicht mehr anfällig.

Ebenso selbstverständlich wie der Qualitätsanspruch an unsere Arbeit war für meine Familie die Eigenverantwortung. Auf einem Bauernhof ist man von allerlei Widrigkeiten abhängig. Probleme wie eine verregnete Ernte oder kranke Tiere gab es immer wieder – das war unvermeidlich. Manche Getreideernte – wir hatten unter anderem Roggen, Gerste und Hafer – wurde durch Starkregen und Stürme vollständig zerstört, teilweise erst kurz vor dem Erntetermin: Das Getreide wird durch ein Unwetter oder lange andauernden Regen nach unten gedrückt und lässt sich dann oft nicht mehr ernten, zumal rasch Unkraut nachwächst und alles überwuchert, was wiederum die Feuchtigkeit festhält und in der Folge das Mähen schwierig oder sogar unmöglich macht, je nach Stand der Überwucherung. Sehr gut kann ich mich an unsere verzweifelten Versuche erinnern, gemeinsam mit unserem dienstältesten Mitarbeiter auf dem Hof, Willi, mit dem damals üblichen Mähbinder das feuchte Getreide doch noch zu ernten. Aber die feuchten langen Getreidehalme blieben immer wieder in den Schneidemessern oder im Bindegerät stecken. Wir mussten dann anhalten und versuchten, mit bloßen Händen den festgefahrenen Mähbinder wieder fahrtüchtig zu machen, nur um oft wenige Minuten später erneut zu scheitern. Das Leben auf dem Bauernhof war auch damals kein Sonntagsspaziergang, sondern ein täglicher Kampf ums Überleben – und darum, trotz immer wieder neu auftretender Ausfälle alle Verpflichtungen an Mitarbeiter, Landmaschinenlieferanten und Reparaturbetriebe einhalten und alle Rechnungen bezahlen zu können.

Auch rafften Krankheiten oder sogar Seuchen – typisch bei Schweinen: die gefürchtete Maul- und Klauenseuche – immer wieder Teile des Tierbestandes dahin. Bei Ausbruch einer Maul- und Klauenseuche mussten die betroffenen Schweinebestände notgeschlachtet werden. All diese Probleme musste man auf einem Hof in weitgehender Eigenverantwortung lösen, selbstständig und in der Regel ohne Hilfe von außen. Dies fanden wir aber auch selbstverständlich, und ich habe nie ein Wort der Klage darüber gehört. Wer, wenn nicht wir, sollte mit den Problemen fertigwerden? An Subventionen dachten wir damals nicht. Diese Art zu arbeiten prägt mich bis heute und hat mich gelehrt, mir selbst, meinen Erfahrungen und meinen Fähigkeiten zu vertrauen – eine wichtige Erkenntnis, wenn man im Kreuzfeuer steht, wie es in meinem späteren Leben mehr als einmal der Fall war.

Ich war also das jüngste von vier Geschwistern. Zwischen uns lagen jeweils fünf bis sechs Jahre, sodass wir nicht direkt zusammen aufgewachsen sind. Meine Schwester Else, die älteste von uns, geboren 1927, war bereits 17 Jahre alt, als ich auf die Welt kam. Trotzdem verstanden wir uns gut, und noch heute teilen wir die gleichen Werte und Einstellungen zum Leben, zur Arbeit, zur Familie und zur Umwelt, die wir damals auf dem Hof vermittelt bekamen. Dazu zählt auch der katholische Glaube, der im Oldenburger Münsterland, das zum Bistum Münster gehört, seit Jahrhunderten fest verwurzelt ist. Es war nun nicht so, dass es hier viele religiöse Eiferer oder übertriebene Frömmigkeit gab. Dafür war das Leben zu real, und vom Beten allein ist noch kein Feld geerntet und keine Rechnung bezahlt worden. Aber der Respekt vor der Kirche und ihren Geboten war für uns als Familie ebenso selbstverständlich wie der sonntägliche Kirchgang.

Zu unserer Familie zählten auch die Geschwister meiner Eltern mit ihren eigenen Ehepartnern und Kindern, also meinen Cousinen und Cousins, derer fast 20. Der Zusammenhalt in der Familie war sehr stark. Man half sich gegenseitig und kam so oft wie möglich zu Familienfesten zusammen. Diese Familienfeste zählen zu meinen liebsten Kindheitserinnerungen und waren immer eine große Freude. Sie fanden reihum auf den Höfen statt, die im Besitz der Verwandtschaft waren. Neben den klassischen Geburtstagen, Jubiläen und kirchlichen Festen wie Taufen, Kommunionen oder Hochzeiten führten uns Nikolausabende oder das jährliche Tannenbaumaustanzen nach Weihnachten zusammen. Da große Familien in jenen Tagen noch weitaus üblicher waren als heute, versammelten sich bei diesen Zusammenkünften bis zu 20 Kinder.

Anwalt, Arzt, Pastor – oder Unternehmer?

Im Oldenburger Münsterland war es ein ungeschriebenes Gesetz, dass der älteste Sohn den Hof vollständig übernahm. Diese Konvention ist sinnvoll. Denn so bleiben die Höfe in ihrer Größe erhalten und schrumpfen nicht mit jeder Generation, bis sich eine Bewirtschaftung nicht mehr lohnt. Die jüngeren Geschwister, bei uns die »abgehenden Geschwister« genannt, durften dann in der Regel studieren. Bei der Wahl des Studienfachs blieb man meist konservativ. Arzt, Anwalt, Architekt oder Pastor – natürlich, im katholischen Damme –, das waren die bevorzugten Laufbahnen. Oder Unternehmer. Mir persönlich erschien Letzteres, neben der Medizin, immer als interessantester Weg. Über die Unternehmer wurde bei unseren Familienfeiern oft gesprochen. Als kleiner Junge lauschte ich den Gesprächen der Erwachsenen stets mit Spannung. Wenn es voller Stolz hieß: »Der X ist so ein großartiger Arzt und konnte schon so vielen Menschen helfen«, oder: »Der Y ist ein hervorragender Anwalt und hat schon wieder einen Prozess für seinen Mandanten gewonnen. Seine Kanzlei ist die größte und erfolgreichste in Oldenburg oder Osnabrück«, war das natürlich hochinteressant. Spannend waren aber auch die Erzählungen über die Unternehmer, da gab es weit mehr zu berichten. Mit großem Respekt wurde erzählt, wenn eine Firma wuchs, noch mehr Menschen einstellen oder sogar internationale Kunden gewinnen konnte. Auch bei uns in der Familie und in Damme gab es schon damals solche erfolgreichen Unternehmer wie beispielsweise die Familie Grimme in Damme, die Weltmarktführer für Kartoffelvollernter wurde. Den Gründer, Franz Grimme, durfte ich noch persönlich kennenlernen, wie er aus kleinsten Anfängen eines Einzelhandelsgeschäftes für Eisenwaren seine Firma aufbaute. Ein fleißiger und begabter Mann, heute führt sein Sohn, ebenfalls Franz, die Firma und baute sie mit Erfolg zum Weltmarktführer für Kartoffelvollernter aus.

Für mich waren diese »abgegangenen« Kinder, die studiert hatten und glücklich in ihren Berufen arbeiteten, immer ein Vorbild. Die unterschwellige Wertschätzung für ihre Leistungen, die ich als kleiner Junge in den Gesprächen der Erwachsenen spürte, motivierte mich. Daher wuchs die Überzeugung, dass das Unternehmertum das Richtige für mich sein könnte. Später sollte sich dieser Wunsch weiter herauskristallisieren, denn ich wollte mein Unternehmertum nicht nur »irgendwie« umsetzen, sondern mein Traum war, einen Bereich zu finden, der neu war und echten Nutzen für die Menschen bringen würde. Davon träumte ich als Jugendlicher und wollte dies auf der Grundlage eines ordentlichen Studiums erreichen.

Aufs Gymnasium? Dominikaner oder Antonianum?

Meine Mutter Maria lebte bis in die 1980er-Jahre, viele Jahre länger als mein Vater. Sie kam selbst von einem Bauernhof aus derselben Gegend, einer Bauerschaft der Gemeinde Damme. Das war ein Zusammenschluss von in der Regel fünf bis zehn Bauernhöfen, zu dem meist noch eine Kneipe und ein Laden gehörten. Sie war eine sehr pragmatische

Frau. Wenn ein Mitarbeiter einmal mit leeren Händen über unseren Hof lief, hat sie ihn schon mal freundlich darauf hingewiesen, er solle doch auf seinem Weg noch irgendetwas mitnehmen, was gerade anderswo auf dem Hof gebraucht wurde.

Die Führung des Hofes fiel nach dem Tod des Vaters meiner Mutter zu. Sie meisterte diese Aufgabe mit viel Geschick und im Laufe der Zeit auch mit Freude, ja sogar Spaß – eine Leistung, für die ich sie bis heute bewundere. Wir Kinder kamen dabei nie zu kurz. Uns widmete sie sich ebenfalls mit Liebe und Fürsorge, trotz der knappen Zeit. Auch kümmerte sie sich immer noch um Kinder, denen damals nach dem Krieg ein Zuhause fehlte, und förderte sie, wo sie nur konnte.

Der frühe Tod meines Vaters hatte auch drastische Auswirkungen auf meine Zukunftspläne. Denn obwohl ich das jüngste von vier Geschwistern war, sollte ich später einmal den Hof erben. Den Staffelstab meiner Eltern hätte eigentlich mein älterer Bruder Franz ergreifen sollen. Der war aber ausgewählt worden, den Hof eines kinderlosen Onkels mit 114 Hektar Land zu übernehmen. So fand ich mich früher als von allen – und vor allem auch mir – erwartet in der Rolle des Nachfolgers wieder. Da war allerdings ein Konflikt, schließlich hatte ich andere berufliche Pläne – und dazu musste ich nach meiner Meinung am Ende der Grundschulzeit auf das Gymnasium gehen.

Der Wunsch, Abitur zu machen, schloss natürlich die Übernahme des Hofes praktisch aus. Denn was sollte ich mit Latein auf dem Hof anfangen? So bedrängte ich meine Mutter, mit mir nach Füchtel bei Vechta zu fahren, wo ich unbedingt das angesehene Gymnasium der Dominikaner besuchen wollte. Tatsächlich meldete sie mich bei den Padres für das nächste Schuljahr an. Ich hatte mein Ziel erreicht.

Das dachte ich zumindest, aber meine Mutter meldete mich kurz darauf wieder vom Gymnasium der Dominikaner ab – wohl auch, weil sie Angst hatte, ich würde Pastor werden. Sie war zwar fest im katholischen Glauben verwurzelt, bevorzugte aber offenbar, dass ich einen weltlichen Beruf ergriff. Und so blieb ich weitere zwei Jahre in Damme und besuchte dort die fünfte und sechste Klasse der Realschule anstatt die Sexta und Quinta bei den Dominikanern.

Meine älteste Schwester, Else, heute 95, ist Lehrerin geworden, hat einen Arzt geheiratet und vier Kinder, die alle in ihren Berufen erfolgreich sind. Else ist sehr diszipliniert und nach zwei Stürzen und zwei Operationen wartet sie zurzeit darauf, dass sie ihren Rollator wieder in die Ecke stellen und ohne diesen laufen kann. Maria, heute 85, wurde Kindergärtnerin, heiratete einen Landwirt und hat drei Kinder. Zwei von ihnen haben mich später bei Asklepios unterstützt: Elke arbeitete bei uns als Juristin, und Andre hat als Architekt viele der Asklepios Kliniken erfolgreich geplant und bei der Bauausführung überwacht. Da Marias Mann früh verstarb und sie immer anderen helfen wollte, übernahm sie nach dem Tod ihres Mannes die örtliche Leitung der Malteser und war intensiv in der Altenpflege in Damme engagiert. Franz, mein Bruder, hat den Hof des kinderlosen Onkels übernommen und diesen mit großem Fleiß und viel Geschick mit einer großen, von ihm komplett neu gebauten Hofstelle zu einem Vorzeigehof ausgebaut. Leider ist Franz kurz vor seinem 90. Geburtstag verstorben. Es war für mich sehr schwer, Abschied zu nehmen nach so vielen eng verbundenen Jahren. Franz war immer ein Vorbild für Verantwortung, Fleiß und Wahrheitsliebe.

Ich habe nach dem Tod meiner Mutter,1981, den elterlichen Hof geerbt. Ein Verkauf ist in unserer Gegend verpönt und schied aus. Das wäre ein Frevel und Verrat an den Urahnen. Kaum eine Familie veräußert dort ihren Besitz, von kleinen Teilen einmal abgesehen. So habe ich den Betrieb zunächst, mithilfe eines Verwalters, fortgeführt. Doch schnell merkte ich, dass es nicht leicht ist, einen Hof mit einem Verwalter zu führen; diese Erfahrungen machten und machen auch andere. Höfe sind wenig planbar und vom Wetter, von Seuchen und vielen anderen externen, nicht beeinflussbaren Faktoren abhängig.

Deshalb werden Höfe, die man nicht selbst bewirtschaftet, in der Regel verpachtet, was auch ich schließlich getan habe.

Später, am Anfang meines Berufslebens, hatte ich den Auftrag, eine große Estanzia in der Provinz Cordoba in Argentinien zu sanieren. Der Eigentümer hatte einen Verwalter eingesetzt, aber der notwendige Gewinn zur Erhaltung von Maschinen und Gebäuden wurde nie erwirtschaftet. Mein Vorschlag war, einen Pachtvertrag mit einem finanzstarken lokalen Pächter aus Buenos Aires abzuschließen, und als Pacht wurde statt eines Geldbetrages der Wert einer bestimmten Menge Rindfleisch per annum vereinbart. Dies war einerseits für den Pächter gut, da er Preisschwankungen am Rindfleischmarkt in der Höhe der Pacht weitergeben konnte, und andererseits für meinen Auftraggeber, da er unabhängig von den nicht kontrollierbaren Überschüssen der Estanzia eine jährliche, fixe Vergütung bekam und für sich gleichzeitig das Problem der unsicheren argentinischen Währung löste, weil die Rindfleischpreise als Sachwerte die Währungsschwankungen automatisch ausglichen. Seitdem erhielt der Eigentümer jährliche Überschüsse ausbezahlt, und alle ohnehin nicht wirksamen Kontrollen und Diskussionen über mangelnde Erträge waren ab sofort überflüssig.

Die Leidenschaft für Naturwissenschaften erwacht

Die Abmeldung vom Dominikaner-Gymnasium hatte meinen festen Wunsch, Abitur zu machen, nicht besiegt – im Gegenteil. Mit Unterstützung meiner Mutter konnte ich zur siebten Klasse an das Gymnasium Antonianum in Vechta wechseln. Dort wählte ich den mathematisch-naturwissenschaftlichen Zweig mit dem Großen Latinum – eine Entscheidung, die weitreichende Konsequenzen für meine Zukunft haben würde. Nie wieder sollten mich die Naturwissenschaften loslassen. Dafür ist besonders ein Lehrer verantwortlich:

Studienrat Heinz Holtvogt, bei dem ich Mathe und Physik lernte. Er war es, der mich in meinem bereits vorhandenen Interesse an den Naturwissenschaften weiter bestärkte und mich motivierte, tiefer einzusteigen. Ich durfte sogar nach Schulschluss das Physiklabor der Schule nutzen und zusammen mit ihm physikalische Experimente durchführen, Fragen stellen und mit ihm diskutieren. Mein Wissensdurst war riesig. Mehr als einmal sagte er mir Dinge wie: »Bei deiner Begabung und deinem Fleiß solltest du nach Göttingen gehen, dort Naturwissenschaften studieren und später einen Nobelpreis verliehen bekommen.« Das war natürlich völlig übertrieben und hatte keine Grundlage, aber es motivierte mich trotzdem gewaltig und verstärkte mein Interesse an Naturwissenschaften. Denn wie viele junge Menschen in diesem Alter war auch ich in dieser Zeit auf der Suche, was ich studieren sollte und wie ich daraus eine sinnvolle Lebensaufgabe entwickeln konnte. Ich suchte sozusagen meinen Traum. Der Gedanke, dass ich mein Leben mit einer nicht nutzbringenden Tätigkeit vergeuden könnte, war mir geradezu unerträglich und ein gewaltiger Antriebsfaktor bei meiner Sinnsuche, der Suche nach einer sinnvollen und nutzbringenden Lebensaufgabe.

Dies ist übrigens eine Erfahrung, die ich später im Leben immer wieder machen konnte: Menschen leiden an der Sinnleere ihres Lebens. Und es ist eine der wichtigsten Aufgaben eines jeden Unternehmers, sein Unternehmen auf eine nachhaltig sinnvolle Aufgabe auszurichten und den Mitarbeitern einen Sinn in ihren vielfältigen Aufgaben zu geben.

Meine besondere Aufmerksamkeit erregte dabei die Biochemie, und zwar vor allem deren Bezug zur Medizin. Damals noch mehr als heute waren viele Zusammenhänge, Mechanismen und Abläufe der Biochemie im menschlichen Körper oft unbekannt. Das Fachgebiet war voller weißer Flecken, die Biochemie im Körper in ihren kausalen Abläufen nahezu unerforscht. So war ich sehr überrascht, herauszufinden, dass die meisten Medikamente, die es bei uns in den örtlichen Apotheken zu kaufen gab, häufig nur die Symptome von Krankheiten behandeln, nicht aber die der Krankheit zugrunde liegenden Ursachen heilen konnten. Diese Tatsache erstaunte mich. Der Gedanke, dass Arzneien zwar lindern, aber nicht an der Wurzel ansetzen und Krankheiten kausal heilen, ließ mich nicht mehr los – und ich befasste mich eingehender mit diesem Feld. Auf diese Weise reifte in mir die Erkenntnis, dass wir die Biochemie des menschlichen Körpers zu einem großen Teil noch nicht verstanden. Trotz der vielen Fortschritte, die die Forschung in den vergangenen Jahrzehnten gemacht hat, glaube ich das auch heute noch. In dem Moment, in dem mir das klar wurde, glaubte ich meinen Traum, meine Lebensaufgabe gefunden zu haben. Wie ich wenig später erkennen musste, war das allerdings reichlich naiv. Ich wollte ein Pharmaunternehmen aufbauen, um kausal wirkende Medikamente zu entwickeln, die die Ursachen von Krankheiten heilen würden, anstatt nur die Symptome zu behandeln. Ich beschloss also, Medizin und Chemie zu studieren, um so auf dieser Grundlage später kausal wirkende Medikamente zu entwickeln und daraus ein pharmazeutisches Unternehmen aufzubauen. Das war mein jugendlicher Traum, und ich war sehr glücklich, eine so spannende Aufgabe gefunden zu haben. Auf diesen Entschluss wollte ich die kommenden beruflichen Entscheidungen aufbauen.

Während der Zeit auf dem Gymnasium Antonianum in Vechta lernte ich auch meine erste große Liebe kennen: Maria. Maria war auf einem Hof in einer der Dammer Bauerschaften in der Nähe des Dümmer Sees aufgewachsen. Und so kam es auch, dass wir uns beim Schlittschuhlaufen auf dem Dümmer See begegneten. Wie fast alle Jungs in meinem Alter war ich ein leidenschaftlicher Schlittschuhläufer und verbrachte im Winter, wenn der Teich hinter unserem Hof zugefroren war, jede freie Zeit mit Hockeyspielen mit den Jungen aus der Nachbarschaft. In manchen Wintern, wenn der Dümmer See zugefroren war, fuhren wir die etwa 5 Kilometer zum Dümmer See, immer ein beliebter Treffpunkt zum Schlittschuhlaufen. Hier war eben auch Maria mit meiner Cousine zum Schlittschuhlaufen verabredet, und so war es naheliegend, dass wir uns kennenlernten, und ich war sofort verliebt. Maria war gleichaltrig und nicht nur gut aussehend, sondern sie hatte auch einen herzlichen und immer unterstützenden Charakter. Von diesem Tag an trafen wir uns, wann immer möglich, und in meiner Klasse am Gymnasium entstand schnell eine kleine Partygruppe mit weiteren Mädchen aus der Umgebung. Fast jedes Wochenende trafen wir uns zu Discobesuchen am Dümmer See.

Als ich während der Sommerferien einen Sprach- und Nebenverdienstaufenthalt in Margate im Süden von England verbrachte, war Maria natürlich auch zu einem Sprachaufenthalt nach London gereist, und wir konnten uns dort treffen. Es war eine schöne Gymnasialzeit.

Da mein Vater früh verstorben war und meine Hilfe auf dem Hof gebraucht wurde, durfte ich nach einem Reifetest schon mit 14 Jahren den Führerschein für Traktoren und mit 16 Jahren den Pkw-Führerschein machen. Im Nachhinein muss ich sagen, dass mir der Pkw-Führerschein wohl doch zu früh, ohne die erforderliche Reife, erlaubt wurde. Einerseits war ich Weltmeister darin, den Familien-VW immer wieder mit meiner Freundin Maria heimlich vom Hof zu schieben und dann mit einer Sicherheitsnadel, ohne Schlüssel, zu starten. Andererseits konnte ich die Gefahren der Geschwindigkeit eben doch noch nicht richtig einschätzen. So passierte es auch zweimal, dass wir wegen überhöhter Geschwindigkeit auf nasser Straße ins Rutschen gerieten und buchstäblich beide Male eine 180-Grad-Drehung vollführten. Wir hatten sehr viel Glück: Wir waren allein auf der Straße, und fast wie durch ein Wunder kam unser VW auf der Straße zum Stehen – nur eben in umgekehrter Richtung. Dann, beim dritten Mal, passierte es jedoch. Ich hatte zusammen mit zwei Klassenkameraden Maria aus ihrem Elternhaus abgeholt, und wir waren auf dem

Weg zu einer Party an unserem Gymnasium in Vechta, etwa 30 Kilometer von Damme entfernt. Auf dem Weg dorthin fuhren wir durch einen Nachbarort, Steinfeld, auf einer Straße aus Kopfsteinpflaster, und es regnete. Kopfsteinpflaster ist bekannterweise bei Regen besonders rutschig. Wie leider so oft fuhr ich zu schnell, und in einer mittelscharfen Kurve – genau vor dem örtlichen Krankenhaus – verlor ich die Kontrolle über das Auto und prallte auf der anderen Fahrbahn gegen einen entgegenkommenden Lieferwagen der Post. Die Vorderscheibe des VW zerbrach, und durch die Wucht des Aufpralls stieß Maria, die neben mir auf dem Beifahrersitz saß, mit dem Unterkiefer auf die zerbrochene Scheibe. Sie blutete stark, und wir, ansonsten alle unverletzt, begleiteten Maria sofort in das gegenüberliegende Krankenhaus. Schlimm genug, Maria musste genäht werden. Gott sei Dank war nichts gebrochen. Eine kleine Narbe am Unterkiefer sollte jedoch verbleiben. Erst nach diesem Unfall kamen die erforderliche Erkenntnis und Reife, die für das Autofahren, das immer unschuldige Dritte gefährdet, da sein sollte.

Wir waren zu jung zum Heiraten, und durch meine vielen Auslandsaufenthalte lernten wir beide auch Dritte kennen. Maria heiratete einen entfernten Vetter von mir aus New York, der zum Medizinstudium in Münster weilte. Beide lernten sich auf einer Party auf unserem Hof kennen. Maria lebt heute in der Nähe von New York, und wir sind gute Freunde geblieben. Vor drei Jahren besuchte sie uns mit ihrem Mann in Königstein.

Ein Austauschjahr in den USA

Bevor ich jedoch mein Abitur machte und mich dem Studium der Medizin und Chemie widmen konnte, ergab sich eine zur damaligen Zeit besondere Gelegenheit: Ich wurde in der 12. Klasse als Austauschschüler meiner Schule für die USA ausgewählt, und ich war unheimlich dankbar für diese Möglichkeit, die ich selbstverständlich ergriff. In meiner Jugend war es an meinem Gymnasium eine enorm große Ehre, für ein solches Programm ausgewählt zu werden. Nein zu sagen war keine Option. Ziel meiner Reise war St. Paul im Bundesstaat Minnesota, wo ich die Cretin High School besuchen würde, eine katholische High School. Natürlich war St. Paul als Hauptstadt des Bundesstaates Minnesota und mit der unmittelbar benachbarten Stadt Minneapolis, zusammen die Twin Cities genannt, etwas völlig anderes als Damme oder Vechta. Dies waren zwei amerikanische Großstädte und für mich als Teenager eine ganz neue, wertvolle Lebenserfahrung.

Meine Gastfamilie mit zwei kleinen Mädchen und einem kleinen Jungen nahm mich herzlich auf. Schulisch gesehen gestaltete sich der Wechsel in ein anderes Land und Schulsystem viel einfacher als gedacht. Vor allem in den naturwissenschaftlichen Fächern war ich deutlich weiter als meine Mitschüler in den USA. Daher entschieden meine Lehrer, dass ich die Fächer Mathematik, Physik und Chemie nicht mehr an der High School belegen sollte. Vielmehr sollte ich das nahe gelegene katholische College St. Thomas besuchen – wo ich allerdings nicht etwa bei den Studienanfängern eingestuft wurde, sondern direkt im zweiten und dritten College-Jahr.

Ein Element meines Schulalltags war jedoch für uns in Deutschland damals wie heute undenkbar. Cretin High School war auch eine Reserve Officer Training Academy, das heißt, die Schüler besuchten vormittags den normalen Klassenunterricht und erhielten am Nachmittag eine militärische Ausbildung. Jeder meiner Klassenkameraden trug eine amerikanische Militäruniform. Nun stellte sich für die Schulleitung – übrigens katholische Ordensbrüder – die Frage, wie sie mit mir umgehen sollten. Obwohl ich Deutscher war, wurde entschieden, dass ich die Uniform zwar jeden Tag zur Schule anziehen sollte, um nicht zu sehr als Außenseiter aufzufallen, ich aber an der militärischen Ausbildung nicht teilnehmen durfte.

Wie für amerikanische Teenager üblich, hatten alle Schüler einen Job neben der Schule und waren stolz, ihr eigenes Geld zu verdienen. Dies motivierte mich, mich auf verschiedene Anzeigen zu bewerben, und ich war erfolgreich mit der Aufgabe, für ein Unternehmen aus Minneapolis Zeitschriftenabonnements zu verkaufen. Dies waren alles typische Hausfrauenzeitschriften wie *Better Homes* und *Gardens*, *Ladies Home Journal* oder *Look* und andere.

Die Arbeit lief so ab, dass wir zunächst ein Verkaufstraining erhielten und der Vertriebsleiter danach seine Schüler nach der Schule einsammelte und in Wohngebieten absetzte und wir mit Auftragszetteln von Tür zu Tür gingen. Die Arbeit war interessant, und ich bekam Einblicke in viele Familien. Meinen Akzent fanden einige der Hausfrauen spannend, und ich wurde oft in die Häuser zu Kaffee und Kuchen eingeladen.

Was ich nicht wusste, war, dass ich wohl die höchsten Abschlusszahlen im Verkauf hatte – und so bot mir das Vertriebsunternehmen an, mir ein eigenes Auto zur Verfügung zu stellen in der Hoffnung, dass ich dann noch häufiger in die Wohngebiete fahren würde, um Abonnements zu verkaufen.

Da ich hierfür noch einen amerikanischen Pkw-Führerschein brauchte, zahlte ihn mir das Unternehmen. So verdiente ich gutes Geld und hatte sogar einen Firmenwagen.

Als der Winter kam, ergab sich eine zweite Einkommensquelle: Schnee schaufeln in den Einfahrten der Villen entlang des Mississippi, unweit des Hauses meiner Gasteltern. Ich investierte in eine große Schneeschaufel, legte sie mir über die Schulter und machte mich frühmorgens vor der Schule auf den Weg zu den großen Häusern. Dort bot ich spontan meine Dienste an. Angesichts der riesigen Mengen Schnee von bis zu 1 Meter – was heute von deutschen Medien als Schneechaos bezeichnet werden würde – wurde das Angebot gerne angenommen, und so schaffte ich mir ein zweites

Standbein neben dem Zeitschriftenvertrieb. Das frühe Aufstehen und die Arbeit vor der Schule machten mir nichts aus – vom elterlichen Hof zu Hause kannte ich es ja nicht anders. Schließlich mussten auch dort die Tiere in der Früh versorgt werden. Die Schneeschaufel entpuppte sich rechnerisch als die wahrscheinlich lohnendste Investition meines Lebens.

Viel zu schnell war das Jahr 1961/1962 in den USA vorbei. Im Mai 1962 machte ich mein amerikanisches »High-School-Abitur« und war stolz, mit 95 von 100 möglichen Punkten abzuschließen. Nach Deutschland zurückgekehrt, durfte ich die 12. Klasse überspringen. Voraussetzung war, dass ich das Lateinabitur nachholen würde, das auf meiner Schule mit dem sogenannten Vorabitur am Ende der Klasse 12 erreicht wurde, als ich in den USA war. Das war zwar eine Herausforderung, immerhin hatte ich ein ganzes Jahr kein Latein mehr gehabt. Es war aber im Ergebnis erfolgreich, und ich konnte mein Latein-Vorabitur mit der Note »gut« abschließen.

Studium in Berlin: Ein Traum zerplatzt

Mein Abitur hatte ich 1963 in der Tasche, und der Plan, was ich mit meinem Leben anfangen wollte, war gefasst. Der Weg zum eigenen Unternehmen, das kausal wirkende Medikamente entwickelte, lag klar und deutlich vor mir. Ein Studium der Medizin und der Chemie sollte mich schnellstmöglich zum Ziel führen, und so schrieb ich mich 1963 an der Freien Universität Berlin (FU) an beiden Fakultäten ein. Doch es würde eine recht langweilige Autobiografie werden, sollte es weiter so schön nach Plan laufen.

Die FU in Dahlem mit ihrem parkähnlichen Charakter war ein wunderbarer Ort zum Studieren. Sie erinnerte mich oft an die Universitäten in den USA mit ihren wunderbaren Campusanlagen, die ich aus meiner Zeit in St. Paul kannte. Und auch die (geteilte) Großstadt Berlin mit ihrer bewegten Geschichte, die überall greifbar war, bedeutete eine aufregende neue Welt – besonders für einen Jungen aus dem Oldenburger Münsterland. Ich wohnte in einem katholischen Studentenwohnheim am Lietzensee, dem Weskamp-Haus, zentral gelegen in Charlottenburg. Unter meinen Mitbewohnern und guten Bekannten waren später bekannt gewordene Personen wie Anwälte, renommierte Kunstförderer und andere. Ein weiterer schaffte es zum Chef eines milliardenschweren Pharmaunternehmens und DAX-Konzerns. Das Weskamp-Haus war kein reines Jungen-Haus. Vorschrift war allerdings, dass Damenbesuch auf unseren Studentenzimmern nur bis 21 Uhr erlaubt war – immerhin, schließlich war es ein katholisches Haus in den 1960er-Jahren.

Später zog ich in ein Studentenwohnheim in der Nähe des Tiergartens, wo ich täglich im Tiergarten joggte, schon damals nichts Ungewöhnliches. Zuvor hatten wir jeden Tag den Lietzensee umrundet, meist in einer Laufgruppe. Politisch war alles noch sehr ruhig, wir schreiben erst die Jahre 1963 bis 1965. 1968, das Jahr, in dem ich mein Studium beenden sollte, lag weit entfernt. Außerdem war ich recht unpolitisch, und 1968, als die Studentenbewegung mehr und mehr den öffentlichen Raum prägte, hatte ich ohnehin auf mehreren beruflichen und akademischen Baustellen gleichzeitig zu tun.

Da ich katholisch war und bin, schloss ich mich dem CV an, dem Cartellverband der katholischen deutschen Studentenverbindungen. Es ist ein Dachverband, und zwar von nicht schlagenden katholischen Verbindungen. Vor Ort in Berlin trat ich der Suevia bei, die heute in Dahlem ihr Verbindungshaus hat. Doch natürlich konzentrierte ich mich vor allem auf das Studium, das mir – zunächst – viel Freude bereitete. Fachlich-wissenschaftlich war alles hervorragend. Es gab Top-Professoren, und teilweise bin ich sogar zusätzlich zur Technischen Universität (TU) gependelt und habe mich einfach in eine Vorlesung gesetzt, wenn mich eine Koryphäe dort interessierte. Endlich konnte ich mich hauptamtlich meiner Leidenschaft widmen, den Naturwissenschaften und der Medizin.

Nachdem ich mich einige Semester lang in Berlin eingelebt hatte und eine gewisse Routine eingekehrt war, machte ich mich in den Ferien daran, meinen Lebensplan zu vertiefen. Ich dachte mir, wenn ich ein Pharmaunternehmen aufbauen möchte, sollte ich vielleicht wissen, wie ein solches funktioniert. Und das wollte ich aus erster Hand erfahren. Glücklicherweise war das für mich als Student der Medizin und der Chemie kein Problem. Nahezu alle großen Pharmafirmen in Deutschland und der Schweiz, von Bayer über Hoechst bis hin zu Hoffmann-La Roche und Sandoz, waren auf der Suche nach qualifizierten Mitarbeitern und deshalb auch bereit, Studenten zu empfangen. Auf meine Nachfrage hin erhielt ich überall eine Einladung, das jeweilige Unternehmen zu besuchen.

Diese Besuche liefen immer nach dem gleichen Schema ab: zuerst eine Werksführung, danach ein – bei uns Studenten stets willkommener – Imbiss und schließlich eine Gesprächs- und Fragerunde. Dieser letzte Programmpunkt war es auch, der mich am meisten interessierte. Hier konnte ich meine entscheidende Frage stellen: Wie läuft die Entwicklung eines neuen Medikamentes ab, was ist dafür erforderlich und welcher finanzielle Aufwand geht damit einher? Dummerweise gefielen mir die Antworten der Unternehmen darauf ganz und gar nicht. Etwa 1 Milliarde Mark sollte im Durchschnitt die Entwicklung eines neuen Medikamentes kosten, einschließlich der Kosten für die aufwendigen Prüfphasen, die Medikamente vor ihrer Zulassung durchlaufen müssen, und danach der Kosten der Markteinführung bei Apotheken, Kliniken und Ärzten. Diese für mich völlig utopische Summe sollte für die Forschung, Zulassung und Markteinführung eines Medikamentes benötigt werden! Meine Entschlossenheit, meinen Lebensplan zu erfüllen, geriet ins Wanken. Noch hatte ich den Glauben an ein gutes Ende jedoch nicht aufgegeben, und so besuchte ich ein Unternehmen nach dem anderen, immer in der Hoffnung, eine Lösung zu finden. Ich sprach mit allen, von denen ich glaubte, dass sie mir vielleicht bei der Suche nach einer Lösung weiterhelfen konnten. Aber ich blieb leider erfolglos.

Ich sollte also 1 Milliarde Mark brauchen! Eine für mich unvorstellbar große Summe. Nach einer blitzschnellen Kalkulation meiner Finanzen fehlten mir dafür rund 99,99 Prozent. Selbst wenn Venturecapital in den 1960er-Jahren in Deutschland bekannt gewesen wäre – derart viel Geld hätte damals wie heute kein Risikokapitalgeber einem jungen Anfänger wie mir anvertraut, um ein noch nicht näher beschriebenes Medikament zu entwickeln.

Ich stand vor einer für mich unlösbaren Aufgabe, und mein Traum vom Arzneimittelhersteller platzte. Die Konfrontation mit der Realität stürzte mich in eine Krise und brachte meinen Lebensentwurf zu Fall. Zwar studierte ich weiter, doch suchte ich händeringend nach einer Lösung.

Neustart

Ich war wohl mindestens 50 Jahre zu spät dran, um mit bescheidenen Mitteln ein erfolgreiches Pharmaunternehmen aufzubauen. Was sollte ich mit meinen beiden Studienfächern anfangen, wenn Traum und Realität so weit auseinanderklafften? Was würde es nutzen, weiterzumachen? Ich würde wahrscheinlich in der Forschungsabteilung einer der Firmen landen, die ich besucht hatte. Damit aber wäre das Leben als Unternehmer, das ich mir von frühester Kindheit an gewünscht hatte, vom Tisch. Ich musste eine Entscheidung treffen. Einfach so die Studien der Medizin und Chemie fortzusetzen und darauf zu hoffen, dass sich irgendetwas ergeben würde, kam für mich aber auch nicht infrage.

Nach viel Hin und Her und Tausenden Gedankenspielen fasste ich schließlich einen Entschluss: Ich würde die begonnenen Studiengänge zumindest bis zum Vordiplom fortführen. Mittendrin aufzuhören, widerstrebte mir zutiefst. Nun aber würde ich vorrangig Betriebswirtschaftslehre (BWL) und Jura studieren, um mir ein solides Grundlagenwissen über Unternehmensgründung und -führung anzueignen. So gewappnet wollte ich meinen Traum vom Medizinunternehmen in einem anderen Bereich der Medizin in die Tat umsetzen. Denn auch wenn es mit der Entwicklung von Arzneimitteln nicht klappen würde, gab es sicher andere wertvolle Aufgaben, die man in der Medizin erfüllen konnte und die auch realistisch erreichbar waren. Einen genauen Plan hatte ich zu dem Zeitpunkt noch nicht. Ich sah viele denkbare Alternativen, war diesmal vor einer Festlegung jedoch vorsichtiger und wollte erst mehr erfahren.

Auch mochte ich meine Favoritenfächer nicht aufgeben. So setzte ich erst mal mein Studium der Medizin und der Chemie fort und wechselte parallel bald zu BWL und Jura, ebenfalls in Berlin. Wie bei meinem ursprünglichen Vorhaben machte ich mich voller Elan an diesen Alternativplan. Doch auch hier lief nicht alles glatt: Bald musste ich feststellen, dass BWL nicht das war, was ich erwartet hatte. Buchhaltung oder Wahlfächer wie Steuerlehre ergaben für mich durchaus Sinn. Jedoch erschien mir der Kern des BWL-Studiums, nämlich die Allgemeine Betriebswirtschaftslehre, realitätsfern. In den Vorlesungen hörte ich viele betriebswirtschaftliche Theorien und fragte mich, was ich mit diesem für mich nicht praktisch verwertbar erscheinenden Wissen einmal anfangen sollte. Mit der Realität in einem Betrieb hatten die Studieninhalte meines Erachtens jedenfalls wenig zu tun. Diese Einschätzung war sicher auch der Tatsache geschuldet, dass ich auf einem Hof aufgewachsen bin, also in einem kleinen Unternehmen, in dem täglich praktische Probleme gelöst werden mussten und Theorien nicht weiterhalfen.

Worauf hatte ich mich da nur eingelassen? Denn was ich nun lernen sollte, war obendrein grundverschieden von den Strukturen in den Naturwissenschaften. Es gab keine Gesetzmäßigkeiten wie in der Chemie oder Physik, wo jede Aktion eine klare, vorhersehbare und berechenbare Reaktion hervorruft. Warum sollte man diese ganzen Theorien lernen, die auf rein hypothetischen Vorstellungen beruhten? Für mich war die Betriebswirtschaftslehre eine Erfahrungswissenschaft, und Theorien waren unangebracht, weil die Lebenswirklichkeit, nach meiner Auffassung, viel komplexer ist, als es jede Theorie voraussagen kann. In der Unternehmensführung haben wir es mit einer Vielzahl an ständig wechselnden und sich unablässig entwickelnden Problemen zu tun, die von Situationen und beteiligten Menschen abhängen und sich ständig ändern. *Panta rhei*, alles ist im Fluss. Die für Formeln benötigten Parameter einer Theorie beruhen aber auf festen Annahmen und erfassen in der Regel nur kleine Teile der sich schnell ändernden Wirklichkeit, und vor allem basieren sie auf Daten der Vergangenheit, die für künftige Entwicklungen oft gar nicht mehr relevant sind. Die Annahmen der jeweiligen Theorien werden von neuen, vorher gar nicht bekannten Parametern immer wieder überholt, weil die Menschen schnell für jede neue Problemlage bis dahin unbekannte Antworten entwickeln. Wie sollen durch ein solches Modell praktische Probleme des Alltags gelöst werden? Durch noch kompliziertere Formeln, die immer mehr Variablen beinhalten? Kaum möglich, weil als Reaktion auf jede Situation immer neue Einflussgrößen entstehen, die es in der Vergangenheit oft noch gar nicht gegeben hat – und die deshalb auch in noch so komplexen Modellen gar nicht erfasst werden können.

Für den Aufbau und die Führung eines Unternehmens brauchte ich nach meiner Einschätzung für die Lebenspraxis nützliches und anwendbares Wissen, keine Theorien. Aber das gerade begonnene

Studium der Betriebswirtschaftslehre aufzugeben, war für mich keine Option. Ich hatte schließlich bereits einmal das Studienfach gewechselt. Ein zweites Mal kam dies für mich nicht infrage. Also entschloss ich mich, das BWL-Studium in Berlin bis zum Ende durchzuziehen, die nicht brauchbaren Teile mitzulernen und mit den verschiedenen Examina abzuschließen.

Ganz anders sah es glücklicherweise – einige Leser werden sich wundern – bei meinem parallelen Jurastudium aus. Das empfand ich tatsächlich als nützlich. Was hier gelehrt wurde, war konkret und auch in der Praxis hilfreich. Der Stoff erschloss sich mir, und ich hatte auch das Gefühl, dass es mir später einmal weiterhelfen würde. Hinsichtlich der BWL biss ich die Zähne zusammen und überlegte, wie ich auch in der Allgemeinen BWL noch an praktisch anwendbares betriebswirtschaftliches Wissen gelangen konnte. Bei meinen Recherchen stieß ich zuerst auf das INSEAD in Fontainebleau bei Paris und auf einige Business Schools in amerikanischen Ivy-League-Universitäten. Von diesen Eliteschulen hatte ich bereits während meines Jahres als Austauschschüler in den USA gehört. In Teilen dieser amerikanischen Business Schools standen Fallstudien im Vordergrund, also konkrete Fälle aus der Praxis, anhand derer Strategien und sogenanntes Best-Practice-Verhalten vermittelt wurden.

Diese Hochschulen und auch INSEAD gingen wohl davon aus, dass die Betriebswirtschaft eben keine exakte Wissenschaft ist und daher theoretische Modelle nicht funktionieren. In diesem Zweig scheinen sich Fallstudien und der Austausch von Praxiserfahrungen besser bewährt zu haben als alle Modelle.

Leider überstiegen die Kosten für diese Business Schools mein Studentenbudget jedoch um einiges. Trotzdem, mein Entschluss stand fest: Ich wollte am INSEAD, in Harvard oder Stanford studieren. Und so entwickelte ich wieder einen Plan, der mich genau dorthin führen würde. Zuerst würde ich mein Studium in Berlin beenden, sowohl in Jura als auch in BWL.

Das ließ mir etwas Zeit, um das nötige Geld für die USA zu verdienen. Um gleichzeitig Praxiswissen zu sammeln, dachte ich, dass eine eigene kleine Firma wahrscheinlich die beste Lösung sein würde. Hierdurch konnte ich zwei Fliegen mit einer Klappe schlagen: einerseits das notwendige Geld für ein US-Studium zu verdienen, möglicherweise auch Startkapital für meine späteren unternehmerischen Pläne, und andererseits Praxiserfahrung in der Unternehmensführung zu sammeln, als Ausgleich für den Theorieteil im BWL-Studium an der FU Berlin.

Studentenjob – in der eigenen Firma

Meine Idee verlieh mir neuen Schwung. Endlich hatte ich wieder ein Ziel vor Augen. Das hatte mir gefehlt, seitdem mein Traum vom Pharmaunternehmen zerplatzt war. Aber ich habe dadurch gelernt, dass es ein Leben ohne Probleme nicht gibt, wohl jedoch Lösungen, die nur gefunden werden müssen. Nicht immer ist es die Wunschlösung. Doch wenn man sich einmal auf einen Weg festgelegt hat und das Ziel im Blick behält, ist es wesentlich einfacher, seine Pläne konsequent zu verfolgen und sich nicht ablenken zu lassen. Für diese Lektion bin ich bis heute dankbar.

Mein Ziel war es nun, mit einer eigenen kleinen Firma parallel zum Studium praktische Erfahrungen im Unternehmertum zu sammeln und gleichzeitig Startkapital für das Studium an einer der Eliteschulen in den USA zu verdienen. Die Suche nach einem Geschäftsmodell gestaltete sich überraschend leicht. In einer CV-Studentenverbindung in Münster hatte ich einen Kommilitonen kennengelernt. Der studierte die gleichen Fächer wie ich, und mit ihm teilte ich ein Interesse für Aktien. Wir beiden wechselten zwar die Studienorte, er ging an die LMU in München und ich an die FU in Berlin, aber wir blieben in Kontakt.

Unsere nebenberufliche Beschäftigung mit Aktien führte uns zu einem Amerikaner namens Bernard »Bernie« Cornfeld mit seinem Finanzunternehmen Investors Overseas Services (IOS). Mit dem Vertrieb seiner bis zu 18 Fonds sammelte er viel Geld ein, vor allem in Deutschland. Die Menschen rissen sich darum, in seine vermeintlich so ertragreichen Fonds zu investieren – eine Fehlentscheidung, wie sich später zeigen sollte. Ich selbst war von Anfang an skeptisch und nahm das Geschäftsmodell unter die Lupe. In einem der Fonds wies Cornfeld beträchtliche Gewinne aus, die mich stutzig machten. Bei genauerem Hinsehen stellte ich fest, dass der Gewinn aus einem Grundstückskauf in Kanada resultierte. Er hatte die Grundstücke mit dem einen Fonds gekauft und dann zu einem deutlich höheren Preis an einen seiner anderen Fonds weiterveräußert. So ein Vorgehen kann sinnvoll und gerechtfertigt sein, wenn etwa ein Grundstück Baugebiet wird oder auf dem Areal Rohstoffe entdeckt werden. Das war allerdings nicht der Fall. Es gab meinen Recherchen nach keinen Grund für den wesentlich höheren Wiederverkaufspreis – außer natürlich der Tatsache, dass Cornfeld einem seiner Fonds einen gewaltigen Gewinn verschafft hatte, auf Kosten des anderen neu aufgelegten Fonds. Heute nennt man eine solche Methode Schneeballsystem. Ich vermutete, dass es da nicht mit rechten Dingen zuging, und ich fragte mich, warum es bislang nicht aufgefallen war, dass es sich bei den IOS-Fonds möglicherweise um ein Schneeballsystem handelte. Wir beschlossen, dass wir mit IOS nichts zu tun haben wollten, was sich dann später ja auch als begründet herausstellen sollte.

Wir entschieden uns stattdessen, solide US-Fonds, die durch die amerikanische Börsenaufsicht *Security and Exchange Commission* kontrolliert wurden, anzuschreiben und uns um Vertriebsrechte für diese Fonds zu bemühen. Hierzu wandten wir uns unter anderem an Fidelity, Value Line und andere Fondsgesellschaften und fragten, ob wir ihre Produkte in Deutschland vertreiben dürften. Bei der Auswahl bewiesen wir übrigens ein gutes Händchen: Alle

Gesellschaften, die wir damals ansprachen, existieren noch heute und sind weiterhin erfolgreich und werthaltig. Unsere Anträge wurden von den US-Fonds angenommen, schließlich konnten sie hoffen, durch uns weitere Fondsanleger zu gewinnen. Wir würden im Gegenzug Provisionen erhalten. Auch für die Mitarbeiterakquisition hatten wir bereits einen Plan: In unseren Fakultäten BWL und Jura wimmelte es von jungen Menschen aus »gutem Hause«, die jedoch von den Eltern oft finanziell kurzgehalten wurden. Diese Kommilitonen würden doch sicher etwas dazuverdienen wollen – und könnten die Fonds auch an ihre wohlhabende Verwandtschaft verkaufen. Eine Win-win-win-Situation sozusagen: Die Investoren erhielten sichere und sinnvolle Anlageprodukte, die Studenten ein zusätzliches Taschengeld, und wir hatten motivierte Vertriebsmitarbeiter mit besten Kontakten. Ich inserierte also mit Aushängen an der Uni: »1000 D-Mark pro Monat neben dem Studium verdienen«. Das war damals eine große Summe. Doch ich konnte dies – bei entsprechenden Vermittlungen – tatsächlich zahlen.

Unser Startkapital war gering, nämlich 5000 D-Mark. Dies war damals die gesetzlich erforderliche Mindesteinzahlung in Höhe eines Viertels des damaligen gesetzlichen Mindeststammkapitals einer GmbH in Höhe von 20.000 D-Mark. Nach Plan sollte es mit unserer Studenten-GmbH mit dem Sitz in der Leopoldstraße in München genau so laufen, wie wir es uns vorgestellt hatten. Das Unternehmen versprach gute Gewinne, und wir hofften, unsere Gründungseinlage von 5000 D-Mark würde sich bald rechnen. Mein Studienfreund und ich wollten unser Studium weiterführen, und das tägliche Geschäft sollte ein Geschäftsführer übernehmen. So der Plan. Bedauerlicherweise hatten wir bei der Auswahl des Geschäftsführers offensichtlich keine Erfahrung und weit weniger Geschick als bei den Fonds und unserem Unternehmenszweck – und so kam es zur nächsten Konfrontation mit der Realität. Innerhalb kürzester Zeit schmolzen unsere Einzahlungen dahin, und wir bemerkten, dass wir einen Alkoholiker als Geschäftsführer eingestellt hatten, der leider nichts unter Kontrolle hatte, weder sich selbst noch das Unternehmen. Zum Glück erklärte sich mein Studienfreund, der inzwischen in München studierte, bereit, in dieser Notsituation als Geschäftsführer einzuspringen. Von da an liefen die Geschäfte, und wir konnten beide durch unseren Fondsvertrieb gutes Geld verdienen. Allerdings entstand durch diesen persönlichen Einsatz meines Studienfreundes ein Ungleichgewicht für unsere 50:50-Beteiligung. Doch auch hier fanden wir schnell eine Lösung, indem ich eine eigene Firma in Berlin gründete, die die Vertriebsrechte ebenfalls übertragen bekam.

Die Zweitgründung in Berlin gelang ohne größere Probleme, und ich konnte schnell einen guten Kundenstamm aufbauen. Natürlich beanspruchte dies einen größeren Teil meiner Zeit, als mit meinem parallelen Doppelstudium Jura und BWL vereinbar war. So machte ich mich bald auf den Weg, mit den angefallenen Erträgen zunächst eine Sekretärin einzustellen. Sehr bald suchte und fand ich dann ebenfalls – durch die Erfahrung in München sensibilisiert – einen zuverlässigen Geschäftsführer. Ich wollte mich so schnell wie möglich wieder auf mein Studium konzentrieren, ohne dass ich mich allerdings wieder ganz aus dem täglichen Geschäft herauszog. Ziel der Übung war ja nicht nur das Geld gewesen, sondern ich wollte auch Praxiserfahrung mit einem eigenen Unternehmen sammeln. Als Nächstes mietete ich ein kleines Büro im damals hochmodernen und nagelneuen Europa-Center und bezog selbst eines der kleinen Hinterzimmer. Dort hatte ich einen ruhigen Ort zum Studieren, war aber gleichzeitig immer für die Firma da. Wenn ein Kunde ins Büro kam, konnte ich einfach mein kleines Studienzimmer verlassen und nach vorne in unseren Empfangs- oder den Konferenzraum gehen. Diese Kombination erwies sich für mich als ideal, und innerhalb der wenigen verbliebenen Studienjahre entwickelte sich aus dem Praxisprojekt ein kleines, profitables Unternehmen mit rund 50 Mitarbeitern und Büros in Berlin, Köln, Hamburg und Kiel.

Hierbei half es, dass die Anwesenheitspflicht in Vorlesungen sowohl im Jurastudium als auch im Betriebswirtschaftsstudium gering war. Das Jurastudium wurde zu meiner Zeit ohnehin von den meisten Jurastudenten nicht im Hörsaal absolviert, sondern über Skripten und damit einhergehende private Repetitorien, oft in Veranstaltungsräumen von nahe der Uni gelegenen Gastwirtschaften. Am bekanntesten war zu meiner Zeit das Repetitorium Alpmann Schmidt aus Münster, das gezielt auf das juristische Staatsexamen vorbereitete. Mein Jurastudium bestand zu einem großen Teil aus dem Durcharbeiten der Alpmann-Schmidt-Skripten und das BWL-Studium aus dem Durcharbeiten der entsprechenden betriebswirtschaftlichen Skripten. Für die Anwesenheit bei den mündlichen Repetitorien in Jura fehlte mir leider die Zeit, und ich konnte einen wesentlichen Teil meines Studiums durch das Durcharbeiten der Skripten in meinem Büro im Europa-Center erledigen und gleichzeitig parallel meine kleine Studentenfirma erfolgreich aufbauen.

California ... Dreaming: Ich sage Stanford ab

Je näher das Ende der Studienzeit kam, desto stärker konzentrierte ich mich darauf, in den USA eine der Top-Business-Schools zu besuchen. Ich bewarb mich in Stanford, 60 Kilometer südlich von San Francisco und nahe dem heutigen Silicon Valley gelegen. Bereits damals war die Uni als eine der besten Schulen ihrer Art weltweit bekannt. Außerdem reizte mich die Aussicht, mein Studium im sonnigen Kalifornien zu absolvieren. Es war Ende der 1960er-Jahre, und Kalifornien übte auf viele junge Menschen in der ganzen Welt eine große Anziehungskraft aus. Hits wie »California Dreaming« von The Mamas and the Papas aus dem Jahr 1966 oder »San Francisco« von Scott McKenzie im Jahr darauf trugen dazu bei, Kalifornien und vor allem die Gegend rund um San Francisco zu einem Sehnsuchtsort zu machen. Meine

Bewerbung für Stanford war von Erfolg gekrönt, und ich hatte bald meine Zulassung in der Tasche.

Doch bevor es losgehen konnte, stand ich vor mehreren Aufgaben, die ich alle kurz hintereinander bewältigen musste: dem Abschluss als Diplom-Kaufmann im Fach BWL, dem 1. Juristischen Staatsexamen und meiner Jura-Promotion an der FU in Berlin sowie dem Verkauf meiner Studentenfirma. Zu dem Thema meiner Doktorarbeit hatte mich übrigens meine Skepsis gegenüber IOS motiviert. »Der Geltungsbereich der Investment-Gesetzgebung« war der Titel meiner Arbeit, die ich im März 1970 erfolgreich verteidigen konnte. Ich kam darin zu dem Schluss, dass die Regulierungsgesetze unabhängig von der Rechtsform auf alle Fonds ausgeweitet werden sollten, um Ergebnisse wie im Falle IOS zu verhindern und auch eine Verurteilung zu ermöglichen.

Unabhängig von meinem Jura- und BWL-Studium an der FU Berlin wollte ich noch mein anfänglich begonnenes Studium der Medizin und Chemie zumindest mit einem Zwischenabschluss beenden und nicht einfach aufhören. Im Juli 1968 – ein halbes Jahr nach dem BWL-Abschluss – absolvierte ich tatsächlich mein Vordiplom in Chemie. Im Februar 1968 hatte ich mir noch einen Anatomieschein an der FU im Fach Medizin erarbeitet, wo ich zuvor 1964 das Vorphysikum gemacht hatte. Ich konnte mich nur schwer von meinen Lieblingsthemen Medizin und Chemie trennen und halste mir auf diese Weise eine ganze Menge Arbeit auf.

Und als würde mich all dies im Jahr 1968 nicht genug auslasten, stand auch der Verkauf meiner kleinen Studentenfirma auf meinem Programm. Ich hatte mein kleines Studentenunternehmen erfolgreich aufgebaut und wollte es nun veräußern. Dies bedauerte ich jedoch nicht. Der Fondsvertrieb war immer nur Mittel zum Zweck gewesen: praktische Erfahrung in der Unternehmensführung zu sammeln und Geld für das spätere Studium in den USA zu verdienen. Beides hatte – erstaunlich genug – wunderbar geklappt, und nun war es Zeit, ein neues Kapitel aufzuschlagen. Ein Käufer war schnell gefunden. Einer der Studenten »aus gutem Hause«, die bei meiner Studentenfirma mitarbeiteten, wollte das Geschäft fortführen, und wir wurden schnell handelseinig.

Aber diese Planung war wohl zu anspruchsvoll und hatte zu viele Variablen, die alle gleichzeitig klappen mussten und es dann doch nicht taten. Die Doktorarbeit zog sich länger hin als geplant, und besonders der Verkauf der Firma gestaltete sich nicht so einfach, wie es zuerst ausgesehen hatte. Zwar waren wir schnell handelseinig, allerdings stoppte mein Käufer dann die Überweisung des Kaufpreises und ließ sich durch einen Anwalt vertreten, um wegen angeblicher Mängel den Kaufpreis zu mindern. Ich war völlig überrascht, weil mir keine Mängel bekannt waren, und es brachte meinen ehrgeizigen Zeitplan endgültig ins Wanken. Ich musste mich ungewollt und ungeplant mit dem Anwalt und Wirtschaftsprüfer meines Käufers auseinandersetzen, und diese Abwicklung nahm wesentlich mehr Zeit in Anspruch, als ich geplant hatte. Je näher der Studienbeginn in Stanford rückte, desto nervöser wurde ich. Wie sollte ich die Doktorarbeit und den Verkauf des Unternehmens in Berlin und ein Studium an der Westküste der USA unter einen Hut bekommen? All dies gleichzeitig über die Bühne zu bringen war unmöglich, zumal ein Pendeln per Flugzeug zwischen Deutschland und Kalifornien damals noch unrealistischer und teurer war als heute. Irgendwann musste ich es einsehen: Das wird nichts! Besser, du suchst gleich nach einer Alternative. Mein Plan, besonders mein Zeitplan, war ambitioniert gewesen, und nun war eben der Worst Case eingetreten. Ich sagte Stanford ab.

Trotzdem suchte ich nach Möglichkeiten, an einer Business School zu studieren. Fündig wurde ich überraschenderweise zunächst in Frankreich, und zwar in Fontainebleau in der Nähe von Paris. Dort ist mit der privaten INSEAD (*L'Institut européen d'administration des affaires*) eine der renommiertesten Business Schools Europas ansässig, und wie ich herausfand, arbeitete man bei INSEAD mit Fallstudien von der Harvard Business School. Das könnte interessant sein, dachte ich mir. Das einzige Problem: Mein Wunsch, an einer der amerikanischen Ivy-League-Universitäten zu studieren, war immer noch fest in meinem Kopf verankert. Glücklicherweise ergab sich auch hierfür eine Lösung. Die Studenten von INSEAD hatten die Möglichkeit, nach dem einjährigen INSEAD-Studium in Frankreich in die USA, nämlich in das zweite Jahr an der Harvard Business School, zu wechseln. Hierbei wurde der INSEAD-Abschluss als Ersatz für das erste Jahr an der Harvard Business School anerkannt, und man konnte das Studium in Harvard mit nur einem zusätzlichen Jahr mit einem MBA beenden. Das war möglich, weil INSEAD nach dem Modell von und mit akademischer Hilfe von Harvard aufgebaut worden war. Zwar war es auch hier illusorisch, den Verkauf meiner Firma vor Beginn des ersten Trimesters am IN-SEAD zum Abschluss zu bringen. Allerdings würde es wesentlich einfacher sein, zwischen Fontainebleau und Berlin zu pendeln. Froh, eine praktikable und vor allem eine passende Alternative zu Stanford gefunden zu haben, konnte ich mich auf den Abschluss in Berlin konzentrieren und die Vorbereitungen für meinen Umzug nach Fontainebleau treffen.

Savoir-vivre, American Way of Life – und der Einstieg in eine Weltfirma

In Frankreich begann ich im September 1969 am INSEAD BWL endlich so zu studieren, wie ich es mir von Anfang an gewünscht hatte: praxisorientiert, anhand von Fallbeispielen und frei von den gedanklichen Begrenzungen der unzähligen Wirtschaftstheorien, die ich im Berufsleben nie wieder brauchen würde (und auch nie gebraucht habe). Der einzige Wermutstropfen: Der Verkauf meiner Studentenfirma war immer noch nicht abgeschlossen. Daher blieb mir nichts anderes übrig, als während des ersten Trimesters häufiger, als ich es mir gedacht hatte, nach Berlin zu fliegen. Folge: Schon in den ersten drei Monaten stand ich am INSEAD – für das ich rund 15.000 D-Mark bezahlt hatte – kurz vor dem Rausschmiss, da ich zu oft in Berlin war und in Fontainebleau im Unterricht fehlte. Ein Dozent stellte dafür in der Fakultät den Antrag. Glücklicherweise hatte ich jedoch unter den anderen Professoren Fürsprecher, besonders meinen Professor im Fach Organisational Behavior. Er wurde später sehr bekannt und baute die Singapurer Dependance des INSEAD auf. Er setzte sich, wie ich später hörte, in der Abstimmung für mich ein, und zwar angeblich mit den markigen Worten: »Seid ihr wahnsinnig, den könnt ihr nicht rausschmeißen.« Seinem Engagement habe ich viel zu verdanken, sodass ich auch diese Hürde nehmen konnte. Meinen Professor lernte ich während der INSEAD-Zeit näher kennen und schätzen. Noch heute erinnere ich mich gern an den Film *The Loneliness of the Long Distance Runner*, den er im Unterricht zeigte und der uns deutlich vor Augen führte, wie wichtig hohe Durchhaltekraft und Nachhaltigkeit für jeden großen Erfolg im Leben sind. Bis heute bin ich übrigens ein ausgesprochener Anhänger dieses Fachs und der dort gelehrten Mechanismen und Gesetzmäßigkeiten. So weiß ich seitdem, dass jede Organisation bestrebt ist, im Altzustand zu verharren (*resistance to change*), und es in der Regel nicht möglich ist, andere von gemachten Fehlern zu überzeugen. Der Gesprächspartner wird immer »Argumente« ins Feld führen, die seine Meinung bestätigen, um die berühmte kognitive Dissonanz zu vermeiden, das heißt, wir können in der Regel nur schwer damit leben, Fehler gemacht zu haben, und suchen deshalb für uns selbst immer nach Gründen, um die eigene Entscheidung zu rechtfertigen, also eine Dissonanz in unserem eigenen Kopf zu beseitigen. Psychologische Erkenntnisse wie diese sind im späteren Leben für viele Berufe sehr hilfreich, besonders auch für einen Unternehmer, der in der Regel ja mit vielen Menschen zusammenarbeiten muss.

Den Verkauf meiner Studentenfirma konnte ich dann doch noch am Ende des ersten Trimesters in Fontainebleau zu Ende bringen und Anwalt, Wirtschaftsprüfer sowie Käufer überzeugen, dass alle Mängeleinwände grundlos waren. Am Ende zahlte der Käufer den sechsstelligen Kaufpreis ohne jeden Abzug. Damit war meine finanzielle Basis für das weitere Studium gesichert.

In den beiden kommenden Trimestern des Studienjahres in Fontainebleau blieb ich vor weiteren aufregenden Ereignissen verschont. Das Studium war genau das, was ich mir vorgestellt und erhofft hatte. Die Theorie, die in Deutschland in der BWL gelehrt wurde, gab es hier nicht. Auch die Schule selbst, meine aus der ganzen Welt stammenden Kommilitonen und die französische Lebensart machten den Aufenthalt am INSEAD zu einer bereichernden Erfahrung, zumal die Studenten als Betriebswirte, Juristen oder Ingenieure aus völlig verschiedenen Berufen und Ländern kamen. Wie bei Business-Schulen üblich, musste man Berufserfahrung vorweisen. Meine Studentenfirma, wegen der ich ja zu spät zum Studium kam, zählte als solche.

Zur Erinnerung: Ich hatte bisher an der FU im 1960er-Jahre-Berlin studiert, nun atmete ich den Duft der weiten Welt. So war es für mich eine einmalige Gelegenheit, die Stärken und Besonderheiten der unterschiedlichen Nationalitäten im Mikrokosmos des INSEAD zu erleben – und vor allem auch Vorurteile über bestimmte Länder abzubauen. Auch am INSEAD joggte ich täglich, und zwar im Garten des Château de Fontainebleau. Bis heute stehe ich in engem Kontakt zu vielen Kommilitonen und nehme, so oft ich kann, gerne an den Jahrgangstreffen teil; das jüngste fand im Frühjahr 2022 in Fontainebleau statt. Anders als bei Klassentreffen hierzulande kommen dabei auch die Partner mit. Schließlich waren viele von uns schon während der Studienzeit verheiratet und hatten eine Familie, sodass sich viele seit dieser Zeit bestens kennen.

Der Campus in Fontainebleau war frisch eröffnet, alles war noch ein wenig improvisiert. Der Unterricht wurde in drei Sprachen durch-

geführt, je nachdem, wo die Dozenten herkamen, vorrangig natürlich auf Englisch und Französisch; unser Marketingdozent kam aus
Deutschland und hielt seinen Unterricht auf Deutsch ab. Jeder Student konnte in einer der drei Sprachen antworten, musste aber alle
drei Sprachen verstehen, auch unsere angelsächsischen Kommilitonen. Solch eine Sprachenvielfalt wäre heute, da alles auf Englisch
stattfindet, eine Besonderheit. Die Mehrzahl der Studenten waren
Europäer, es gab auch vereinzelte Amerikaner und Asiaten.

Die Schule wurde ursprünglich ausdrücklich als französisches
Gegengewicht zur Übermacht der amerikanischen Business-Schulen
geschaffen (*Le défi américain*), um eine europäische Business-Elite
heranzuziehen. Schließlich hat Frankreich mit seinen Eliteschulen
eine große Tradition. Dabei hat man sich klugerweise trotzdem inter-
national geöffnet, ebenso sprachlich. Nach dem Abschluss fing nur ein
Teil der Absolventen bei Industrieunternehmen an, viele bevorzugten
Beratungsgesellschaften wie McKinsey oder Boston Consulting. Das
Studienprogramm und vor allem die Vorgehensweise orientierten
sich stark an der Harvard Business School. Auf diese Weise war es
auch möglich, dass das INSEAD-Jahr in Harvard anerkannt wurde
und man dem Unterricht an der Harvard Business School im zweiten Jahr gut folgen konnte. Die Methodik in beiden Schulen war so
angelegt, dass man das Arbeitspensum bewusst nicht schaffen konnte.
Zu viele Aufgaben wurden uns gestellt, es wurde extrem viel Lektüre
verteilt, die wir lesen sollten, es gab etliche Prüfungen und Präsenta-
tionen. Man musste also Prioritäten setzen und auswählen – so wie
im richtigen Arbeitsleben eines Managers und Unternehmenslenkers.
Der Stress, der bei uns verursacht wurde, war also gewollt. Angesichts
dieses Studienprogramms, das ohnehin kaum zu meistern war, kam es
in den Augen meiner Kameraden einem akademischen Selbstmord
gleich, mit Verspätung ins Studium einzusteigen.

Es wurde viel in Gruppen gearbeitet, und meistens ging es um die
Lösung eines unternehmerischen Problems. So konnte man die Aufga-

ben aufteilen, jeder recherchierte, trug die Ergebnisse in die Gruppe, die dann jeder für sich selbstständig verarbeitete.

Gleichzeitig bot INSEAD eine einmalige Chance, Studenten überwiegend aus den unterschiedlichen europäischen Ländern kennenzulernen und Vorurteile abzubauen. So waren in meiner Gruppe Corbett, ein Bankkaufmann aus England, zwei Franzosen, Jean-Claude und Dominique, beide Betriebswirte aus Frankreich, Carlos, ein Verwaltungsfachmann aus Spanien, und Ralph, ein Ingenieur aus der Schweiz. Es wurde in unserer Gruppe schnell klar, dass Corbett, der Engländer, uns allen im Fach »Finance« haushoch überlegen war und dass sowohl Jean-Claude als auch Dominique eine überraschend hohe diplomatische und soziale Kompetenz aufwiesen. Carlos, der Spanier, war wiederum besonders stolz auf sein Land und seine Herkunft, während Ralph, der Ingenieur aus Zürich, und ich wahrscheinlich durch die nüchternsten und tiefsten Analysen auffielen. Es war eine nützliche Erfahrung zu erkennen, dass Kommilitonen aus anderen Ländern überlegene Fertigkeiten in unterschiedlichen Bereichen mitbrachten.

Die Faktoren, die mich natürlich am meisten begeisterten, waren die Dozenten, der vermittelte Stoff und vor allem die Methodik. Schon damals waren viele Abteilungen am INSEAD mit hervorragenden Professoren besetzt, die es verstanden, sowohl den vorgetragenen Lehrstoff als auch die Fälle sehr lebensnah zu präsentieren. Zusammen mit dem internationalen Flair, für das schon allein die Studenten aus allen möglichen Ländern sorgten, bot die Schule mir genau das, was ich in Berlin vermisst hatte. Ich schloss mit der Bestnote *High Pass* ab, und es war die optimale Vorbereitung für das folgende Jahr in Harvard, wohin ich 1970 nach einem Jahr INSEAD wechselte.

Harvard wurde seinem guten Ruf gerecht und überzeugte mit neuen und spannenden Fallbeispielen, die im Unterricht analysiert wurden. Dabei übertrumpften die Amerikaner damals INSEAD noch, denn meist waren die Beteiligten der besprochenen Fallstudien bei der Fallbesprechung anwesend. Wir konnten die Unternehmer oder Manager direkt fragen und ins Detail gehen. Hinzu kam, dass alle Professoren in Harvard keine Theoretiker waren, sondern aus Unternehmen stammten oder zumindest aus der Beratung über Praxiserfahrung verfügten.

Ich bin noch heute sehr dankbar, dass es mir vergönnt war, INSEAD und die Harvard Business School zu besuchen und dadurch unter den Professoren, Kommilitonen und Gastdozenten so vielen außergewöhnlichen Menschen zu begegnen und von ihnen lernen zu können. Dies ist sicher eine der wichtigsten Lebensstützen, die man durch einen Besuch in Harvard oder INSEAD erhalten kann. Beeindruckt war ich dabei auch von Personen wie General Doriot, dem Gründer von Digital Equipment und einem großen Projektentwickler und Vermieter aus New York. Seine Devise tat er auch uns kund: *We always buy and never sell.*

In Harvard wohnte ich auf dem herrlichen Campus, im Haus Chase. Die Wohnungen, für die man nur dankbar sein konnte, ähnelten jenen einer Altbauvilla und bestanden aus zwei Zimmern, in denen je ein Student logierte. Mein Kommilitone dort war Marc, ein Bauernsohn wie ich. Im weiteren Sinne ist er sogar Landwirt geblieben und baute ein Unternehmen zur Vermarktung von Farmprodukten auf. Auch zu ihm habe ich immer wieder Kontakt, und ich habe ihn später sogar in meine Firma eingebunden, die US-Immobilien kaufte. Das Leben auf dem Campus war eine rundherum schöne Erfahrung.

Parallel zum Studium in Harvard begann ich im August 1970, bei Ernst & Young zu arbeiten und mich dort auf mein Examen als Wirtschaftsprüfer vorzubereiten. Schon von Frankreich aus hatte ich mich bei den großen Wirtschaftsprüfungsgesellschaften wie KPMG, Ernst & Young und Co. beworben. Da ich eine gute Ausbildung hatte und einen gewissen Ehrgeiz zeigte, wurde ich von all diesen Unternehmen hofiert und war so in der glücklichen Lage, eine Bedingung zu stellen: Ich wollte das erste Jahr in der Niederlassung in Boston arbeiten und parallel zum Job mein Studium in Harvard absolvieren. Bei Ernst & Young stieß ich auf offene Ohren und konnte meinen Plan umsetzen. Hierbei war der entscheidende Vorteil, dass man von der fünfjährigen Ausbildung zum Wirtschaftsprüfer zwei Jahre im Ausland verbringen durfte. Hätte ich das Studium in Harvard erst nach dem Ende der Ausbildung in Angriff nehmen können, wäre ich zu alt geworden. Unterm Strich war das Jahr in Harvard hinsichtlich der Arbeitszeit allerdings wesentlich herausfordernder als jenes in Frankreich, denn die Fallstudien erforderten Präsenz, und es erwies sich als ausgesprochen schwierig, die Zeitanforderung im Büro von Ernst & Young und in der Harvard Business School gleichzeitig zu managen. Dies war am Ende nur möglich durch den vollständigen Verzicht auf Ferien und das Durcharbeiten an den Wochenenden, was in der Wirtschaftsprüfung durchaus gewünscht wurde, da sich viele Prüfaufgaben gerade auf die Wintermonate konzentrierten und das Durcharbeiten am Wochenende oder auch in der zweiten Schicht abends geschätzt wurde. Mit dem amerikanischen Pragmatismus meiner Vorgesetzten ließ sich im Ergebnis alles gut bewältigen, und ich konnte, erschöpft, aber zufrieden, Harvard sogar mit der höchsten Note abschließen, und zwar mit *High Distinction*, bei der man zu den besten 5 Prozent des Jahrgangs gehören muss.

Ich war stolz auf dieses Ergebnis in Harvard und bin gleichzeitig sehr dankbar, dass mir diese großartige Ausbildung zuteilgeworden ist.

Trotz aller zeitlichen Anforderungen lernte ich in Harvard auch ein besonderes Mädchen kennen: Courtney. Courtney, damals 23 Jahre alt, war bildhübsch und arbeitete neben ihrem Studium in Harvard als erfolgreiches Model in New York. Courtney kam gebürtig aus einer alteingesessenen Familie aus Kentucky und verkörperte das typisch amerikanische Karrieredenken mit vielen für mich überraschenden Aussagen. So wollte Courtney mich beispielsweise testen, indem sie mich eines Tages aufforderte, mit ihr in einem Arm und einem etwa halben Meter großen Teddy in meinem anderen Arm auf dem Harvard-Campus, deutlich sichtbar für alle, spazieren zu gehen. Ich hatte überhaupt kein Problem damit, solange ich auch Courtney im Arm hatte, und auch die Harvard-Community nahm daran keinen Anstoß. Auf jeden Fall hatte ich Courtneys Test bestanden. Fürs Heiraten war für den Bauernsohn aus Damme das Model aus New York dann aber doch eine zu große Herausforderung. Courtney war sehr karrierebewusst, und ihr Auftreten und die äußeren Umstände spielten bei ihr immer eine bedeutend größere Rolle als bei mir. Eine Zeit lang war das aufregend, auf Dauer aber auch anstrengend und nicht das Leben, das ich führen wollte. So trennten wir uns und blieben gute Freunde, auch wenn es mir seit Harvard bisher nur einmal gelungen ist, Courtney in Los Angeles wiederzusehen. Ich hatte leider nie Zeit. Vielleicht treffen wir uns demnächst noch mal. Courtney hat über eine in Deutschland lebende Freundin einen Besuch in Deutschland angekündigt.

Zum Ende des Studiums an der Harvard Business School erhielten wir die Aufgabe, einen persönlichen Strategieplan zu erstellen. Er sollte zeigen, wie wir unsere Lebensziele erreichen wollten – wobei ich ja schon gelernt hatte, dass das Leben selten nach Plan verläuft. Nachdem meine Absicht gescheitert war, eine Pharmafirma zu gründen, stand mein Entschluss fest, ein anderes Unternehmen im Bereich der Medizin auf die Beine zu stellen. Hierbei hatten mich die früheren Erfahrungen natürlich geprägt und von unrealistischen Träumereien befreit. Ich wollte nach der Erfahrung der fehlenden Mittel für die Medikamentenentwicklung für ein Pharmaunternehmen zuerst Geld im Immobilienbereich verdienen, um damit einen Einstieg in die Medizin zu finden. In Harvard hatte ich diese Branche und einige Immobilien-Tycoons durch etliche Fallstudien sowie durch meine Arbeit bei Ernst & Young kennengelernt. Ich war überzeugt, dass dies die einfachste Methode sein würde, wenn es nur darum ging, Geld zu erwirtschaften. Das lag auch daran, dass man damals oft die

Möglichkeit hatte, Immobilien ganz oder fast vollständig über Fremdkapital zu finanzieren. Mit ein wenig Glück und Geschick konnte
man also fast ohne Eigenkapital große Immobilienprojekte entwickeln und dabei im Grunde sehr leicht eine Menge Geld verdienen.
Mit dieser Strategie hatten es einige Immobilienentwickler zu den
vermögendsten Menschen auf der Welt geschafft, und deren Fälle
hatten wir in Harvard schließlich genau studiert. Mein Ziel war es,
wie bereits beim Fondsvertrieb Geld für den nächsten Schritt meines
Lebensplanes zu verdienen. Denn wenn ich erst einen größeren Kapi-
talstock hätte, würde ich schon den passenden Einstieg in die Medizin finden. Nachdem ich diese Strategie zu Papier gebracht hatte, sah
ich meinen Weg noch klarer vor mir liegen – zumindest theoretisch.

TEIL II

DER WEG ZU ASKLEPIOS

Rückkehr nach Deutschland

Ich hatte mein INSEAD-Diplom im Juni 1970 und ein Jahr später den MBA der Harvard Business School erworben. Im Sommer 1971 – ich war 27 Jahre alt – kehrte ich nach Deutschland zurück und zog in die Region Frankfurt. Dort arbeitete ich noch eine ganze Zeit lang parallel bei Ernst & Young, denn ich sah meine betriebswirtschaftliche Ausbildung erst mit dem Examen als Wirtschaftsprüfer als abgeschlossen an. Doch wie so oft in meinem Leben ging ich zur selben Zeit noch eine weitere Herausforderung an, das 2. Juristische Staatsexamen.

Neben den Pflichtprüfungen für den Abschluss als Wirtschaftsprüfer arbeitete ich somit im Frankfurter Büro von Ernst & Young oder vielmehr der Ernst & Winney Wirtschaftsprüfungsgesellschaft, wie die Firma damals hieß, während sie heute wiederum unter der Marke EY fungiert. Dort baute ich einen M&A-Bereich auf (*Mergers & Acquisitions*, also Fusionen und Firmenkäufe) und konzentrierte mich auf den Medizinbereich – meinen Leidenschaften folgend. Wie immer, wenn ich mir etwas in den Kopf gesetzt hatte, verfolgte ich diese Aufgabe mit Nachdruck. Der Erfolg gab mir erneut recht. Mit dem Pharmaunternehmen Eli Lily, dem Medizintechnikanbieter Becton Dickinson sowie weiteren Pharma- und Medizinfirmen konnten mein Team und ich prominente Kunden gewinnen und die Abteilung zu einer der damals ersten Adressen für M&A in der Medizin aufbauen. Innerhalb kürzester Zeit entwickelte sich die Teilzeittätigkeit zu einer Vollzeitstelle, und ich bekam eine eigene Sekretärin und Assistenten, die mich unterstützten.

Nur so konnte ich daneben auch noch das Zweite Juristische Staatsexamen meistern. Hier traf es sich gut, dass das Ernst-&-Winney-Büro mitten in der Stadt lag, gegenüber der Konstablerwache. Von dort aus konnte ich meine Referendariatsstellen an den nahe gelegenen Gerichten gut zu Fuß erreichen. Die üblichen zweieinhalb Referendariatsjahre pendelte ich also zwischen Strafgericht, Zivilkammer oder einer Verwaltung einerseits und Ernst & Winney auf der anderen Seite. Da es selten nötig war, komplette Tage beim Referendariat zu verbringen, konnte ich terminlich alles unter einen Hut bringen, auch wenn es sehr sportlich war. So schrieb ich beispielsweise vormittags Urteile für das Kammergericht und nahm am Nachmittag Geschäftstermine für einen potenziellen Käufer von Medizintechnikunternehmen wahr.

Privat brachte mir die Zeit bei Ernst & Winney ebenfalls Glück. Ich lernte 1972 meine erste Frau Sylvia kennen, als ich im Auftrag eines amerikanischen Mandanten die Bücher einer Firma am Bodensee auswertete, also eine Due Diligence durchführte.

Sylvia gefiel mir auf den ersten Blick. Sie war nicht nur hübsch, sondern redete mit Bedacht und steckte voller Ideen.

Wir hatten Glück und konnten eine wunderschöne Altbauvilla in Kronberg erwerben, wo wir fast 25 Jahre lebten.

Mein Schwiegervater, ein genialer Kopf, hielt übrigens rund 3000 Patente und war einer der größten Erfinder in Deutschland, ein Mann, der auch mich inspirierte.

Im Jahr 2003, drei Jahre nach unserer Trennung, lernte ich in Griechenland meine jetzige Ehefrau Titia kennen. Titia ist sehr hübsch, und ich war auf den ersten Blick verliebt, als ich sie in einem Hotel in Athen zum ersten Mal sah. Schnell fiel mir dann Titias faszinierende Persönlichkeit auf und erweckte in mir den Wunsch, sie näher kennenzulernen. Dies passierte dann auch, und ich entdeckte eine Persönlichkeit mit einem tiefen Intellekt, die einfach begeistern kann. Nach drei Jahren einer sehr schönen und mit vielen Reisen verbundenen Kennenlernzeit feierten wir im Jahr 2006 im »Falkenstein Grand« unsere Hochzeit.

Titia hat Kunst studiert und ist eine sehr begabte Malerin. Sie hat ihren eigenen Stil der Landschaftsmalerei, quasi Pop-Art der Landschaftsmalerei, und ihre Bilder sind durch ihren charakteristischen Stil immer sofort zu erkennen. Einige Bilder hängen in unseren Hotels und eines in meinem Büro, auf das ich täglich schaue.

Titias verstorbener Vater war Schriftsteller und ihre Mutter Oberstudienrätin an einem Gymnasium in Norddeutschland. Mit ihrem außergewöhnlich guten Gefühl für Farben und Materialien fanden wir im Hoteldesign ein gemeinsames Interesse. Wir teilen den gleichen Geschmack. So hat Titia das Design für die Renovierung unserer Hotels in Königstein und Hamburg maßgeblich gestaltet. Titia verdanken wir das gelungene Design des »Grill & Health« in der »Villa Rothschild« und im »Atlantic« genauso wie die neue Bar und das »Atlantic Restaurant« in Hamburg.

Glück

Manchmal bleiben Dinge im Leben unerklärlich, und man scheint einfach Glück zu haben. So ging es mir Ende der 1970er-Jahre, als ich mit Mandanten aus einem bekannten deutschen Unternehmen nach New York flog, um für diese die Akquisition einer Gesellschaft in den USA zu verhandeln. Im Flugzeug nach New York erfuhr ich von meinen Mandanten, dass sie für uns nach der Landung Plätze im damaligen Linienhubschrauber vom Flughafen New York nach Manhattan auf das Pan-Am-Gebäude gebucht hatten. Als ich dies erfuhr, legte ich sofort Protest ein und weigerte mich mitzufliegen, da ich Aufwand und Risiko eines solchen Hubschraubergfluges mit Landung auf einem Hochhaus in Manhattan für völlig unverhältnismäßig hielt. Wir sagten den Flug ab und nahmen ein Taxi. Der Hubschrauber stürzte ab, weil er mit den Rotoren das Hochhaus berührt hatte, und wir standen später betroffen an der Absturzstelle.

Die Jupiter GmbH

Zurück ins Jahr 1976. Aus heutiger Sicht kann ich selbst kaum nachvollziehen, wie ich gleichzeitig auf so vielen Hochzeiten tanzen konnte, inklusive meiner eigenen: 1976, im Jahr meiner Eheschließung mit Sylvia, absolvierte ich im April in Frankfurt das Wirtschaftsprüferexamen. Das 2. Juristische Staatsexamen hatte ich nur einen Monat vorher gemacht und somit auch meine Zulassung als Rechtsanwalt erhalten. Im Anschluss daran setzte ich meine eigene Geschäftsidee aus meiner Harvard-Abschlussarbeit um: mit Immobilien das Geld für einen späteren Einstieg in das Gesundheitswesen und die Medizinbranche zu verdienen. Parallel arbeitete ich auch noch bis 1981 weiter für Ernst & Winney über eine Assoziierungsvereinbarung und konnte so meine alten Mandanten noch eine Zeit lang weiter betreuen.

Geschäftlich hatte ich ein Auge auf Einzelhandelsimmobilien in Fußgängerzonen geworfen – und ich fand die Grundstücke, indem ich systematisch geeignete Einkaufsstraßen ablief. Meine Strategie war so einfach wie effektiv: Ich sicherte mir Kaufoptionen für aussichtsreiche Grundstücke und akquirierte innerhalb der Optionsfrist

Mietverträge für die geplanten Gewerbeimmobilien. Mit den Mietverträgen und einer realistischen und detaillierten Planung konnte ich die Banken von der Finanzierung der Projekte überzeugen und zur Tat schreiten. Dabei habe ich eine wichtige Regel immer beachtet: Um glaubwürdig zu sein, sollte man immer weniger versprechen, als man glaubt, halten zu können. Das Wort Kredit kommt schließlich von »credo«, lateinisch für »ich glaube«, das sollte man als Unternehmer niemals vergessen.

Die Namen für meine Unternehmen habe ich der griechischen und römischen Mythologie entnommen. So nannte ich 1976 mein Immobilienunternehmen Jupiter nach dem römischen Gott Jupiter und später mein Krankenhausunternehmen Asklepios nach dem griechischen Gott der Heilkunst. Die Überreste der Tempelanlagen in Griechenland zeugen heute noch von dem Asklepios-Kult, einer ganzheitlichen Heilkunst in der Zeit vom 7. bis 3. vorchristlichen Jahrhundert, in der Ernährung, Schlaf und Heilpflanzen eine große Rolle spielten.

Jupiter konnte sich durch verschiedene Projektentwicklungen schon bald in unserer Region einen guten Ruf erarbeiten. Ein Objekt, das bis heute dazugehört, sind die Louisen Arkaden, ein Einkaufszentrum in Bad Homburg. Auf dem Grundstück befand sich eine alte stillgelegte Lederfabrik, die über die Jahre zu einer Ruine verkommen war. Nur in einem Vordergebäude, in der Fußgängerzone, waren einige Geschäfte vermietet. Auch hier sprach ich den Eigentümer an, einen älteren Herrn, ob er nicht Interesse an einem Verkauf habe, und zwar auf der Basis meines Modells. Er räumte mir die Kaufoption ein, wir beide gingen dabei keinerlei Risiko ein, und in der vereinbarten Frist gewann ich einige große Mieter. Für die Ladenflächen war dies damals relativ einfach, doch wie immer in Mittel- und Kleinstädten stellte sich die Frage: »Wer mietet die oberen Stockwerke?« Hier fand ich mit der Stadt Bad Homburg einen Mieter, der dort einen 30-jährigen Mietvertrag für eine Seniorenresidenz abschloss. Am Ende dieser Laufzeit sollte die Seniorenresidenz der Stadt starke Verluste machen, und so haben wir diese später direkt übernommen und in die Gewinnzone geführt. Aber ich möchte nicht vorweggreifen.

Je besser die Firma lief, desto größere Projekte konnte ich in Angriff nehmen. 1983 – kurz vor der Gründung von Asklepios – stand ich wieder vor der Aufgabe, einen Geschäftsführer einsetzen zu müssen. Allein war die Arbeit nicht mehr zu bewältigen. Ich fand ihn in Thomas Müller, ebenfalls Jurist. Einen ehrlicheren, loyaleren und kompetenteren Geschäftsführer hätte ich mir nicht wünschen können. Er sorgte dafür, dass die Jupiter GmbH florierte und bis heute erfolgreich ist. So hat er einen großen Anteil daran gehabt, den Unterhalt meiner Familie in den Anfangsjahren von Asklepios zu sichern. Erst 2015 endete unsere Zusammenarbeit, als ich ihn nach 32 Jahren der Zusammenarbeit in den Ruhestand verabschieden durfte. Dank des Erfolgs der Jupiter GmbH musste ich nie Geld aus Asklepios abziehen, um unseren Lebensunterhalt zu decken. Es war und sind die Immobilien, von denen ich lebte und lebe. Als wären die Beratungstätigkeit bei Ernst & Young/Whinney und die Jupiter GmbH noch nicht genug, nahm ich zusätzlich weitere berufliche Projekte in Angriff. Neben der Immobilienbranche ließen mich die Kontakte aus meiner Studentenfirma nie ganz los. Wenn man beides zusammenbringen würde, könnte sich daraus ein sinnvolles Projekt entwickeln. Noch in Berliner Zeiten schmiedete ich den Plan, einen kleinen Fonds für US-Immobilien zu gründen, für Einkaufszentren und Bürogebäude. Als Vertriebspartner hierfür konnte ich meinen früheren Studienfreund Günter Freye gewinnen. Meine Bekanntschaften aus dem Harvard-Studium kamen mir dabei ebenfalls zugute. Ich wollte mich um den Kauf und die Verwaltung der Immobilien kümmern, während Günter Freye den Vertrieb und die Einwerbung von Anlegern übernehmen wollte. Einen meiner ehemaligen Harvard-Professoren konnte ich als Sachverständigen und Beiratsmitglied gewinnen.

Er trat auch auf unserer Pressekonferenz 1978 in Frankfurt auf, bei der wir der Wirtschafts- und Finanzpresse unser Konzept vorstellten. Daneben waren auch zwei Harvard-Kommilitonen mit an Bord, die uns bei der Suche nach geeigneten Objekten unterstützten: mein Zimmerkamerad an der Harvard Business School und ein gemeinsamer Harvard-Freund.

Mit Günter Freye habe ich manche Auseinandersetzung über die besten Lösungen für unseren Fonds geführt. Zunächst einmal ging es dabei um das Verhältnis von Eigen- und Fremdkapital im neuen Fonds. Dies ist ein wichtiger Faktor bei jeder Investition und eröffnete gerade bei Immobilien besondere Chancen, aber eben auch Risiken. Viele Immobilienfonds arbeiten mit diesem Hebel und nehmen zum Eigenkapital der Anleger zusätzlich Kredite auf, um größere Investitionen zu stemmen und die Rendite auf das Eigenkapital durch die Hebelwirkung des Fremdkapitals zu erhöhen. Freilich ist Letzteres vom Zinssatz abhängig – und dies hätte uns, hätte ich nicht auf Günter Freye gehört, später wahrscheinlich in große Probleme gebracht. Ich wollte zunächst – ganz typisch für Immobilienanlagen und dort eigentlich der Gold-Standard – nur 40 Prozent Eigenkapital einsetzen und den Rest über Kredite finanzieren. Freye war dagegen und wollte eine reine Eigenkapitallösung, weil Fremdkapital nun mal auch immer Risiko bedeutet, und er wollte zunächst in Volcker-Bonds investieren. Wir verständigten uns am Ende auf 70 Prozent Eigenkapital und 30 Prozent Fremdkapital – zu unserem Glück auf eine Anlage zunächst in Volcker-Bonds. Später schossen die Zinsen in die Höhe, auf über 15 Prozent. Mit Fremdkapital wären diese hohen Zinsen eine große Belastung gewesen, wenn wir einen höheren Kreditanteil gehabt hätten. Wir legten dagegen, genau im Gegenteil, das noch nicht in Immobilien investierte Kapital zunächst in Anleihen an, den damals sogenannten Volcker-Bonds (benannt nach dem damaligen Chef der Federal Reserve Bank, Paul Volcker), die zu unglaublichen 15 Prozent pro Jahr verzinst wurden. So fanden wir uns plötzlich auf der Gewinnerseite der hohen Zinsen wieder. Die Erlöse aus diesen Anleihen trugen über Zinsen und Kurssteigerungen der Anleihen mit zu unserem hervorragenden Ergebnis bei, wir waren in dieser Hochzinsphase auf der richtigen Seite. Ein wenig Glück und die richtigen Geschäftspartner gehören bei allem Ehrgeiz und Einsatz eben auch dazu.

1976 starteten wir unsere Arbeit und nahmen uns zwei Jahre Zeit für die Planung und Vorbereitung. 1978 begannen wir mit dem Vertrieb und sammelten rund 30 Millionen D-Mark ein. Zusammen mit den Krediten investierten wir schließlich gut 40 Millionen D-Mark in vier Objekte, die wir über die Jahre aussuchten: zunächst ein typisch amerikanisches Neighbourhood Shopping Center in Knoxville, Tennessee, dann ein größeres Bürogebäude in Atlanta und ein weiteres Neigbourhood Shopping Center in Brazil, einer Kleinstadt in Indiana. Die größte Investition tätigten wir 1981 in Long Beach bei Los Angeles, wo wir ein zwölfgeschossiges Bürogebäude in bester Lage erwarben.

Mit dieser Strategie konnten wir beachtliche Erfolge feiern, nicht zuletzt aufgrund der vielen guten Ideen meines Partners und eines mit ihm befreundeten Wirtschaftsprüfers aus Münster. So nutzten wir auch Währungsgewinne in Dollar, was den Gewinn für unsere Anleger zusätzlich in die Höhe trieb. Im Durchschnitt erwirtschafteten wir mit unseren beiden DAV-US Fonds I und II über die gesamte Laufzeit 6,5 Prozent pro Jahr – netto nach Steuern; die Steuern waren nach dem deutsch-amerikanischen Doppelbesteuerungsabkommen überwiegend in den USA zu zahlen. Ein nachhaltiges Ergebnis von 6,5 Prozent pro Jahr nach Steuern und allen Kosten stellte alle zufrieden. Meine Erfahrungen und Erkenntnisse mit US-Immobilien veröffentlichte ich übrigens in einem Buch mit dem Titel *Immobilien in USA*. Erst als ich mit Asklepios erfolgreich war, wickelten wir den Fonds ab, denn Asklepios forderte meine ganze Kraft. Die Immobilien verkauften wir mit Gewinn und zahlten die Erlöse und die Einlagen mit Gewinn an die Anleger zurück. Einige der Anleger haben immer wieder angefragt, ob ich nicht etwas Neues mit ihnen unternehmen wollte, aber dafür war neben Asklepios die Zeit nicht da, und mein vorrangiges Interesse galt der Medizin.

Beratungsaufträge in den USA

Als ich bei Ernst & Young anfing, sagte ich: »Wenn ich meinen Wirtschaftsprüfer bestanden habe, werde ich aufhören, länger werdet ihr mich nicht haben.« Doch nachdem ich den Titel Wirtschaftsprüfer erlangt und mein Zweites Juristisches Staatsexamen erfolgreich absolviert hatte, setzte ich, wie erwähnt, 1976 bis 1981 meine Tätigkeit bei Ernst & Young/Whinney fort, und zwar als »assoziierter Berater«, also als freier Mitarbeiter. Das für mich beruflich wichtigste und wegweisendste Projekt in dieser Zeit war der Auftrag eines Mandanten, der über mein Buch über US-Immobilien auf mich gestoßen war. Für ihn sollte ich zwischen 1979 und 1982 in Kalifornien eine Krankenhauskette aufbauen und zu diesem Zweck bestehende Kliniken aufkaufen. Er stellte mir dafür neben der größtmöglichen Freiheit bei der Umsetzung einen bestimmten Eigenkapitalbetrag zur Verfügung. Für Krankenhäuser, bei denen auch die Gebäude und die kostspielige technische Ausstattung finanziert werden muss, war das jedoch zu wenig. Daher besorgte ich zusätzlich eine Finanzierung durch die Bank of America und schritt ans Werk. Bei der Auswahl der am Ende neun Kliniken und Standorte bewies ich offenbar ein glückliches Händchen, und so war die neue Krankenhauskette schon bald sehr erfolgreich, was den Mandanten über alle Maße zufriedenstellte. Ich selbst bekam mein faires Beraterhonorar, trug keinerlei finanzielles Risiko und konnte Erfahrungen im Krankenhausbereich sammeln. Dies war eine äußerst nützliche Erfahrung, die ich für den Aufbau von Asklepios einsetzen konnte.

Mein Ziel war, etwas Eigenes aufzubauen, und so beendete ich die Beratertätigkeit für meinen Mandanten und bemühte mich nach einer Abstandszeit, eigene Kliniken zu kaufen.

Die folgenden Jahre verbrachte ich als Pendler zwischen Frankfurt und Los Angeles, von wo aus ich mein neues Projekt verfolgte. Erneut wurde es ein Erfolg, und die kleine Krankenhauskette – sieben Häuser, die ich ausschließlich in Kalifornien kaufte, sanierte und weiterentwickelte – waren bald erfolgreich und florierten. Eigentlich hatte ich damit mein Ziel eines Medizinunternehmens erreicht, allerdings war ich damit keineswegs zufrieden: Ich wollte ja nicht nur ein wirtschaftlich gesundes Unternehmen aufbauen, sondern meiner Arbeit einen dauerhaften Sinn geben und einen Beitrag für eine bessere Medizin für unsere Patienten leisten. Dies glaubte ich, in Deutschland besser verwirklichen zu können. Ich fühlte mich immer stark mit meiner Heimat und meinen Wurzeln verbunden und wollte auch hier versuchen, etwas von dem zurückzugeben, was ich an guter Ausbildung erhalten hatte. So gern ich auch in den USA arbeitete, so fühlte ich mich dort doch nicht verwurzelt. Deutschland war meine Heimat, und hier wollte ich weiter meinen Weg gehen und mit Nachdruck daran arbeiten, die Gesundheitsversorgung für die Menschen zu verbessern. So konkretisierte sich mein Entschluss, eine Krankenhauskette in Deutschland aufzubauen und die US-Kliniken zu verkaufen.

Der Startschuss

Natürlich war mir bewusst, dass das deutsche Gesundheitswesen ein völlig anderes war als das in den USA. Zum einen gibt es hier die Krankenkassen mit ihren festen Kostensätzen und Fallpauschalen, zum anderen ist das deutsche System entscheidend durch eine lange Kostendämpfungspolitik geprägt. Bei allen Bestrebungen, die Qualität der Medizin natürlich an die erste Stelle zu setzen, ist in Deutschland ein Überleben nur möglich, wenn man auch die Kosten im Griff hat. Die hohe Defizitfinanzierung für staatliche Krankenhäuser aus Steuermitteln in Deutschland zeigt dies überdeutlich. Daher wollte ich von Anfang an in Deutschland einen Arzt als Partner dabeihaben, der mir mit seinem medizinischen Hintergrund unter anderem eine wesentliche Hilfe für die für einen Erfolg auch zwingend erforderliche Kostenkontrolle sein würde. Meine Kontakte von Ernst & Young kamen mir hierbei zugute. Ein auf Healthcare spezialisierter und in der Branche angesehener Partner von Ernst & Young empfahl mir, mit einem ihm als sehr kompetent bekannten Gefäßchirurgen über meine Pläne zu sprechen.

Gesagt, getan. Ich besuchte diesen in seiner Klinik, und wir waren rasch auf einer Wellenlänge. Gemeinsam wollten wir eine Krankenhauskette in Deutschland aufbauen. Er würde für das operative Geschäft zuständig sein, und ich sollte die Akquisitionen und die Finanzierung übernehmen. Er erwies sich in unseren Gesprächen als ausgesprochen kompetenter Partner für die Krankenhausführung, und mir lag das M&A-Geschäft und die Sicherung der Finanzierung.

Vor allem bei Letzterem kamen mir meine Erfahrungen und meine Kontakte aus der Immobilienfinanzierung zugute. Ein entscheidender Vorteil war das dort gewonnene Vertrauen unserer beiden Hausbanken, das ich in unsere Krankenhausprojekte einbringen konnte. Zu beiden Banken hatte ich durch meine Immobilienprojekte ein Vertrauensverhältnis aufbauen können. Die Braunschweig-Hannoversche Hypothekenbank hatte damals die Louisen Arkaden finanziert und zusätzlich (»konsortial«) – wie bei Finanzierungen dieser Größenordnung unter Banken üblich – die Norddeutsche Landesbank mit ins Boot geholt. Diese Kontakte waren nun sehr hilfreich, um die Finanzierung unserer ersten Krankenhäuser zu sichern.

Wir arbeiteten bei Asklepios gut zusammen, wobei ich von Kronberg aus, vor den Toren Frankfurts gelegen, aus meinem Haus heraus tätig wurde. Dabei ging es uns darum, wie ich es auch in Amerika gemacht hatte, bestehende Kliniken zu kaufen, zu sanieren und im Zuge dessen immer das Patientenwohl und die Qualität der medizinischen Versorgung an erster Stelle zu halten. Ein Neubau von Kliniken kommt in Deutschland nicht infrage. Neugründungen gibt es so gut wie nicht, da der Bau durch die Bedarfsplanung der Bundesländer reguliert ist und wir mit rund 2000 Krankenhäusern in Deutschland ein Überangebot haben. Auf ganz Deutschland bezogen würden weniger ausreichen. Nötige Schließungen sind jedoch politisch auf Länder- und Kommunalebene nur selten durchsetzbar, doch ich greife an dieser Stelle etwas vorweg, mehr dazu später.

In Häusern, die wirtschaftlich nicht liefen, lag unsere Chance, andere wurden uns nicht zum Kauf angeboten. 1984 gründeten wir also Asklepios. Für das Gesundheitswesen war dieser Name erstaunlicherweise noch frei. Der Name gefiel mir: Asklepios steht für eine allumfassende Medizin, bei der der ganze Mensch im Blickpunkt steht und seine Gesundung eben ganzheitlich angestrebt wird. Gleichnamige Unternehmen aus anderen Branchen sahen dies indes anders und versuchten, juristisch gegen meine Wahl des Namens Asklepios anzugehen. Ohne Erfolg.

Praktisch ging es mit der Akutmedizin 1985 los, und zwar mit dem Erwerb des Agnes Karll Krankenhauses in Bad Schwartau bei Lübeck. Es war ein kleines Krankenhaus, das, realistisch gesehen, keine Überlebenschance hatte. Wir jedoch betrachteten die Übernahme dieser Klinik als unsere Einstiegschance. Wir waren völlig unbekannt und mussten einen Fuß in die Tür bekommen. Denn unsere Aussichten, als Neulinge im Gesundheitswesen bei der Privatisierung öffentlicher Krankenhäuser zum Zuge zu kommen, standen eher schlecht. Also konzentrierten wir uns zu Beginn auf Kliniken, die nicht im Besitz von Ländern, Kommunen oder Landkreisen waren, sondern anderen gemeinnützigen und/oder karitativen Organisationen gehörten. Erst später, mit einem ordentlichen Portfolio, würden wir uns an

Bundesländer, Städte und Kreise wenden. Schließlich wollten die verantwortlichen Politiker die Häuser – politisch gesehen oft Minenfelder – nicht vermeintlichen Anfängern anvertrauen. Das Agnes Karll Krankenhaus aber war im Eigentum des Deutschen Berufsverbands für Krankenpflege. Es machte hohe Verluste, andere Bewerber gab es nicht, und so war der Verband heilfroh, dass wir das Haus übernehmen wollten.

Für die Finanzierung unserer Übernahme wandte ich mich an die Braunschweig-Hannoversche Hypothekenbank, die mir Jahre zuvor beim Aufbau der Jupiter GmbH geholfen hatte. Die Braunschweig-Hannoversche Hypothekenbank hatte von Anfang an die Norddeutsche Landesbank als Konsortialpartner mit eingebracht. Diese sollte später dann die Führung bei unseren Finanzierungen übernehmen. Wir hatten detaillierte Businesspläne, und ich war bei beiden Banken bekannt. Die Banken erlaubten uns, den Erwerb der Kliniken zu 100 Prozent über Fremdkapital zu finanzieren. Heute wäre diese Vorgehensweise nicht mehr möglich, allein schon aufgrund der geänderten regulatorischen Rahmenbedingungen.

Das Agnes Karll Krankenhaus ist heute Teil von Helios – dazu später mehr –, und seitens Asklepios konnten wir später ein zweites Haus in Bad Schwartau erwerben, die Reha-Klinik Bad Schwartau, die der Stadt Bad Schwartau gehörte. Aber auch hier war es nicht ganz so einfach: Die Stadt Bad Schwartau war auch Eigentümerin der defizitären Holstein-Therme in Bad Schwartau und machte deren Übernahme zur Bedingung für einen Verkauf der Reha-Klinik. Wieder eine besondere Herausforderung, die anscheinend kein anderer Bewerber übernehmen wollte. Ich glaubte, einen Plan zur Sanierung der Holstein-Therme zu haben, und wagte den Kauf. Mein Plan ging auf, und heute sind beide, die Reha-Klinik und die Holstein-Therme, wirtschaftlich erfolgreich. Beide haben wir beim späteren Kauf der Hamburger Kliniken als Eigenkapital in das mit der Stadt Hamburg bestehende Joint Venture eingebracht, da wir annahmen, dass die

Reha-Klinik in Bad Schwartau von Zuweisungen aus den nahe gelegenen großen Hamburger Akutkliniken profitieren könnte. Um jeden Interessenkonflikt mit der Stadt Hamburg zu vermeiden, schlug ich vor, die Klinik in Bad Schwartau in das Hamburger Gemeinschaftsunternehmen einzubringen, was der Hamburger Senat wohlwollend annahm. Das galt übrigens auch für die Asklepios Klinik in Hamburg-Rissen, die wir aus dem gleichen Grund in das Joint Venture einbrachten. Leider wäre die gute Absicht fast noch gescheitert, denn die Gewerkschaft, mit der wir einen Tarifvertrag für die Hamburger Kliniken haben, wollte diesen Tarifvertrag unbedingt auf die Klinik in Bad Schwartau ausdehnen, was diese Klinik wohl zerstört hätte, da private Rehabilitationseinrichtungen in Deutschland keine ausreichende Vergütung erhalten, um einen solchen Tarifvertrag bezahlen zu können. Letzteres können nur solche Kliniken, die besser vergütet werden als die überwiegend privaten Reha-Kliniken. Die Mitarbeiter in Bad Schwartau waren aber offensichtlich mit Asklepios zufrieden, die Gewerkschaft fand in Bad Schwartau keine ausreichende Unterstützung, und die Klinik ist weiterhin erfolgreich.

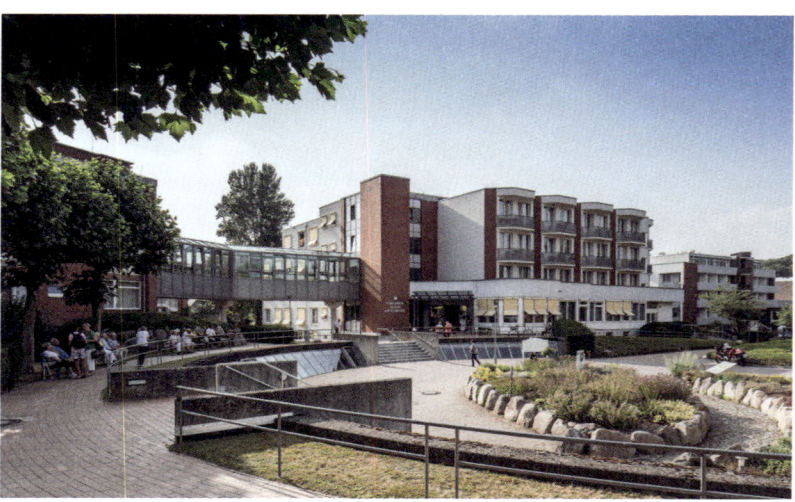

Mit unserem Konzept bekamen wir immer wieder den Zuschlag. Die Kombination aus einem Chirurgen und einem Anwalt/Wirtschaftsprüfer hat sicherlich dazu beigetragen. Nach Abschluss der Verträge für das jeweilige Krankenhaus begannen wir mit der Sanierung und bauten die Häuser zu guten und modernen Akutkliniken aus. Ohne uns wären die ersten Häuser wohl geschlossen worden.

Nach diesem gelungenen Projekt nahm der Aufbau von Asklepios Fahrt auf. Es folgten weitere Kliniken in Bochum-Linden von der katholischen Kirche und in Wiesbaden von der Diakonie. Auch die Politik hatte nach den ersten Erfolgen ihre Skepsis aufgegeben. Einen entscheidenden Anteil daran hatte mein Geschäftspartner, der durch seine erfolgreiche Tätigkeit in einer hessischen Klinik und durch seine operative Führung in unseren ersten Einrichtungen den Namen Asklepios als ernsthaften Bewerber bei der Privatisierung öffentlicher Krankenhäuser qualifiziert hatte.

Der Ablauf einer neuen Akquisition war stets ähnlich: Ich sprach ganz am Anfang einer jeden Akquisition unsere Banken an und stellte ihnen das Objekt ungeschminkt und detailliert vor. Da alle Kliniken, die zum Verkauf kamen, erhebliche Verluste machten, war ganz entscheidend nicht der Ist-Zustand, sondern der von uns detailliert aufgestellte Businessplan. Denn nur dieser konnte aufzeigen, wie die Kredite bedient werden sollten. Und hier war das Vertrauen der Banken in unsere Fähigkeit essenziell, die Zahlen des Businessplans später auch einhalten zu können. Sicherlich war auch ganz entscheidend, wie schon bei den Jupiter-Immobilien, dass ich extrem darauf achtete, nie mehr zu versprechen, als wir glaubten, später auch halten zu können. Das war ein wesentlicher Faktor, und Gott sei Dank konnten wir unsere Prognosen immer halten oder sogar übertreffen.

Die Preise der Kliniken wurden unter Beachtung der oft großen Verluste ermittelt. Die Übernahme der bis zu einer Sanierung auflaufenden Verluste ist wirtschaftlich nichts anderes als ein Kaufpreis.

Deshalb ist ein Krankenhaus für einen niedrigen Preis damit keineswegs preisgünstig, sondern kann – genau umgekehrt – immer noch überteuert sein. Die Kliniken, die für die Privatisierung anstanden, machten durchweg hohe Verluste und hatten in der Regel auch einen hohen Sanierungsstau, sodass der verbleibende Baranteil des Kaufpreises nur der verbleibende Restpreis war. Denn jenseits des Kaufpreises kostete die Übernahme solch eines Krankenhauses selbstverständlich an anderer Stelle viel Geld. Baulich waren viele der Häuser total heruntergekommen, da seit Jahren niemand mehr in die Substanz investiert hatte. Dies galt fast immer für die nur sehr teuer zu sanierende technische Gebäudeinfrastruktur, wie Heizung, Lüftung und Klimatechnik, wie auch für die Ausstattung der Patientenzimmer und Eingriffsräume. Auch die Ausstattung mit neuen medizinischen Geräten war oft veraltet und musste in vielen Fällen finanziert werden. Hinzu kamen die Verluste, die während der Bau- und Sanierungsphase anfielen. Hier kamen uns meine Bauerfahrung und das Geschick meines Partners zugute: Er konnte wie kaum ein anderer Kliniken operativ sanieren und stellte die Organisation der Häuser auf stabile Beine.

Die Sanierung eines Krankenhauses ist natürlich ein mehrjähriges Projekt und erforderte die parallele Bewältigung vieler Aufgaben. Fast immer gehörte dazu eine bauliche Sanierung, weil eine Einrichtung, die unter dem Voreigentümer Verluste machte, natürlich an der Bausubstanz und an den Geräten gespart hatte. Die Aufrüstung des teuren Geräteparks war stets eine dringende Aufgabe, denn ohne eine gute Geräteausstattung und das Inaussichtstellen der baulichen Sanierung waren gute und auch anderswo begehrte Ärzte nicht zu gewinnen. Gute Ärzte aber wollten wir unbedingt, weil wir über die medizinische Qualität überzeugen wollten. Damit aber nicht genug: Zu einer Sanierung gehörte immer auch die Neuorganisation der Abläufe in den Kliniken, etwa, dass die Patienten pünktlich in den Operationssaal gebracht werden und das teure OP-Team seine Zeit nicht tatenlos mit Warten verbringt. Schließlich mussten wir fast immer das medizinische Angebot verbessern und neue Indikationen an den Kliniken aufbauen, die die bestehenden Indikationen sinnvoll ergänzten und noch nicht von in der Region gelegenen Häusern der Wettbewerber besetzt waren. Die Sanierung eines Krankenhauses ist eine komplexe Aufgabe, und wir konnten unser Know-how hierfür im Laufe der Jahre immer weiter ausbauen.

Heute ist Asklepios ein Milliardenkonzern mit 170 Einrichtungen und über 60.000 Mitarbeitern. Wie aber fing es 1985 ganz praktisch an, auch räumlich gesehen? Nicht in einer Garage wie im Silicon Valley, sondern buchstäblich bei mir zu Hause, und zwar mit zunächst null Mitarbeitern. Zwar nutzte ich die Infrastruktur meiner Jupiter GmbH mit, aber zunächst legte ich mit meinem Partner, der ja örtlich getrennt von mir saß, allein los. Damals hatte ich die Jupiter GmbH in unserem damaligen Wohnhaus in Kronberg im Taunus untergebracht, das mir gemeinsam mit meiner Frau gehörte. Wir wohnten zunächst im zweiten Stockwerk, und in den anderen beiden Geschossen entstand Asklepios. So arbeiteten die Mitarbeiter, die ich peu à peu für Asklepios einstellte, ebenfalls von dort aus. Doch es wurden immer mehr. Die Räume platzten bald aus allen Nähten. Wir planten einen Anbau, der es der Familie erlaubte, das Erdgeschoss und ein hangseitiges Untergeschoss zum Garten zu beziehen, und uns in der ersten und zweiten Etage und im Dachgeschoss Raum für Asklepios gab. Parallel zog zur Entlastung die Jupiter GmbH aus, und zwar nach Bad Homburg nahe den Louisen Arkaden. Glücklicherweise hatte unsere Privatwohnung im Erdgeschoss zwei Eingänge, einmal in das Erdgeschoss und einmal in ein schönes, vorgelagertes Treppenhaus, durch das meine Mitarbeiter und Besucher die in den Obergeschossen gelegenen Räume von Asklepios erreichen konnten. Also eine für die Anfangsjahre perfekte Lösung, die eine räumliche Trennung von Büro und Privatbereich ermöglichte und es mir erlaubte, trotz einer extremen zeitlichen Belastung auch die Familie zu sehen. Später verlagerte ich die Zentrale in eines von acht Gebäuden auf dem ehemaligen Klinikgelände in Falkenstein/Königstein, wo 1999 das »Hotel Falkenstein Grand« entstehen sollte. Noch später, 2005, zog die Asklepios-Zentrale nach Hamburg, da dies Teil der Ausschreibungsbedingungen für den Landesbetrieb Krankenhäuser (LBK) in Hamburg gewesen war.

Unser Wachstumsmotor: Sanierungsfälle

Wichtig für den weiteren Ausbau von Asklepios dürften auch der erfolgreiche Erwerb und die anschließende Sanierung des Paulinenstifts in Wiesbaden gewesen sein. Die Akutklinik mit 316 Betten gehörte einer Stiftung der evangelischen Kirche – war also erneut nicht im Besitz der öffentlichen Hand – und stand kurz vor der Schließung aufgrund von Verlusten und einem großen Investitionsstau. Das Krankenhaus sollte an eine der Kirche nahestehende Organisation übergeben werden, die dort eine Pflegeeinrichtung errichten wollte. Wir jedoch boten den Erhalt der Klinik an, und die Kirche vertraute unseren Vorschlägen, da natürlich ein Interesse bestand, das Haus zu erhalten. Wir konnten die Einrichtung also von der Diakonie erwerben. Nun aber blickten wir auf viele sehr große Herausforderungen: Das Krankenhaus stand nicht nur wegen seiner wirtschaftlichen Lage kurz vor dem Ruin, sondern auch die Bausubstanz war, wie gesagt, völlig veraltet. Die technische Infrastruktur war marode, die OP-Säle und Eingriffsräume waren nicht mehr zeitgemäß und mit alten Geräten ausgestattet. Einzig die Ärzte waren gut, was uns sehr half.

Mit großen Investitionen und auch dem persönlichen Einsatz unseres Klinikdirektors Dieter F.-W. Frhr. von Münster Kistner – übrigens von Ernst & Whinney kommend – und im weiteren Verlauf von Peter Coy, der später auch Geschäftsführer von Asklepios wurde, gelang es uns, die Klinik baulich und wirtschaftlich auf Vordermann zu bringen. Die Bettenhäuser wurden saniert, die Operationsräume erneuert, und im Altbau errichteten wir die meines Wissens erste Akut-Geriatrie in Deutschland. Dieter F.-W. Frhr. von Münster-Kistner und Peter Coy haben sich in dieser schwierigen Anfangsphase besonders verdient gemacht, und für Peter Coy wurde die Asklepios Paulinen Klinik später zu seinem »Baby«, ein heute durchsaniertes Krankenhaus mit renovierter Bausubstanz und einem hochwertigen medizinischen Angebot, das bereits zahlreiche Auszeichnungen erhielt. Ohne uns wäre auch diese Einrichtung geschlossen worden.

Keine Angst, ich gehe jetzt nicht alle 170 Standorte durch, obwohl tatsächlich fast jeder seine eigene spannende Geschichte hat. Doch vor allem die Anfänge waren entscheidend. Schließlich ging es darum, rasch zu einer gewissen Größe zu kommen – und gerade hier sollte es bald einen Rückschlag geben. Eine weitere wichtige Klinik auf unserem Weg war das St. Josef Hospital in Bochum-Linden, das dieses Mal von einer katholischen Kirchengemeinde verkauft wurde. Auch in diesem Fall war die Schließung nur noch eine Frage der Zeit gewesen. Die Probleme ähnelten denen des Paulinenstifts, und für uns war es eine anspruchsvolle Aufgabe, die schwierigen operativen Herausforderungen eines bei der Übernahme fast leeren Krankenhauses zu meistern. Erneut lief alles parallel ab, die umfassende bauliche Sanierung, der Kauf moderner Diagnostik- und Therapiegeräte, der Bau von OP-Räumen, die Entwicklung neuer medizinischer Angebote in dem mit Kliniken gut versorgten Markt in Bochum und vor allem das Gewinnen von guten Ärzten.

Wirksame Unterstützung fanden wir in dem damaligen Leiter von Bochum-Linden, einem sehr begabten jungen Mann, der später auch erfolgreicher Konzerngeschäftsführer und Finanzchef in den ab 1994 von uns abgespalteten Helios Kliniken wurde.

Alle drei Fälle zeigen das Muster, das damals in den 1980er- und 1990er-Jahren bei der Übernahme von Kliniken vorherrschte: Zum

Verkauf, und damit zur Privatisierung, standen nur solche Kliniken an, die dauerhaft Verluste erwirtschafteten und wegen der Verluste einen hohen Sanierungsstau hatten, der ein einfaches »Weiter so« nicht zuließ. Die Betreiber, gemeinnützige Organisationen oder später die öffentliche Hand, konnten oder wollten die Verluste nicht mehr tragen und sahen keinen anderen Ausweg als den Verkauf ihrer Häuser. Symptome dafür waren, wie gesagt, auch die marode Bausubstanz und die veraltete Geräteausstattung. Denn ohne die nötigen Überschüsse aus dem Betrieb der Kliniken fehlte schlicht das Geld, um die Häuser in einem zeitgemäßen Zustand zu erhalten. Entgegen allen populistischen Behauptungen kann nämlich auch ein Krankenhaus nur dann seine Aufgabe erfüllen, also die gute Versorgung der Patienten sichern, wenn es Gewinne erwirtschaftet, weil es nur daraus die erforderlichen Investitionen tätigen kann, soweit diese nicht gefördert werden – genauso wie jedes andere Wirtschaftsunternehmen auch. Bei Asklepios haben wir diesen Grundsatz verinnerlicht: Unsere Gewinne haben wir immer in die Kliniken reinvestiert, und das macht sich heute bemerkbar. Alle unsere Kliniken sind baulich und bei der Geräteausstattung in einem guten bis sehr guten Zustand.

Wir hatten das Glück, dass unser weiteres Wachstum mit der Privatisierungswelle der 1990er-Jahre zusammenfiel. Dadurch kamen wir an gute Kliniken. Zusammen mit der Bereitschaft der Banken, uns vollständig zu finanzieren, waren das optimale Bedingungen. Hinzu kam, dass wir ein gutes Team waren, in dem jeder seinen Part gefunden hatte. So waren wir erfolgreich bei der Akquisition und ebenso beim Betrieb. Schon bald war Asklepios eine feine Krankenhauskette mit einer kleinen Gruppe eingeschworener Mitarbeiter. Eine besondere Leistung dieses Teams war es auch, dass wir schneller wuchsen als unsere beiden Wettbewerber, die Rhön-Klinikum AG und die Sana Kliniken AG, obwohl beide bei unserer Gründung schon eine Weile existiert hatten.

Der Fall der Mauer – Chancen für Asklepios

Am 9. November 1989 fiel die Berliner Mauer. Das Ereignis berührte mich auch deswegen, weil ich viele Jahre in der geteilten Stadt Berlin studiert hatte. Als der Prozess der Wiedervereinigung Deutschlands in den Folgemonaten in Fahrt kam, gesellte sich zu dem Gefühl der Freude auch die Hoffnung auf weitere Wachstumschancen für unsere Krankenhauskette. Klinikprivatisierungen in Ostdeutschland traten damit in den Vordergrund unserer Bestrebungen. Zwar erwiesen sich die meisten Häuser baulich und von der Ausstattung her als völlig veraltet und mussten komplett neu aufgebaut und finanziert werden. Aber medizinisch und personell waren sie oft hervorragend aufgestellt. Die Ärzte und Schwestern waren sehr gut ausgebildet und hatten unter den widrigen Umständen der Plan- und Mangelwirtschaft getan, was sie konnten.

Hinzu kam die Tatsache, dass mit dem Krankenhausfinanzierungsgesetz massiv Fördergelder in den Osten flossen, mit denen die Investitionen für die in der Regel notwendigen Neubauten fast vollständig durch Fördermittel abgedeckt wurden. Bei Akutkliniken, so besagt es die Gesetzeslage, sind die Länder für die Finanzierung der langlebigen Wirtschaftsgüter über sogenannte »Fördermittel« zuständig, und die Krankenkassen sollen die Betriebskosten zahlen. Aus diesem Grund enthält der Pflegesatz natürlich auch keine Vergütung für die Immobilie. Leider ist das allerdings nur die Theorie. In der Realität wird dies seitens der Bundesländer schon lange nicht mehr erfüllt. Die Bundesländer finanzieren die langfristigen Wirtschaftsgüter zwar noch zum Teil, aber eben nur einen Teil. Die höchsten Fördermittel zahlen in den alten Bundesländern derzeit Bayern, Hessen und Hamburg. Doch damals, kurz nach der Wende, gab es in den neuen Bundesländern die nach dem Gesetz vorgesehenen Fördermittel auch tatsächlich, und sie wurden im Rahmen des Aufbaus der neuen Bundesländer zu einem sehr hohen Prozentsatz ausbezahlt. So entstanden im Osten viele vollkommen neue Kliniken, bei denen die Erstattungen durch die Krankenkassen voll in die laufenden Kosten gehen konnten. Die Gesetzes- und Kostenlage ist heute nahezu ähnlich, bloß dass wir von den Geldern, die wir von den Krankenkassen erhalten, auch noch Investitionen stemmen müssen. Dies ist einer der Gründe, warum das Kostenmanagement in deutschen Kliniken so schwierig ist und wir Gewinne erwirtschaften müssen, um die dringend notwendigen Investitionen für die Kliniken bezahlen zu können.

Anders als im Westen mussten wir in den neuen Bundesländern – wie andere Wettbewerber auch – vor einem Klinikerwerb eine besondere Prüfung durchlaufen: Wer den Zuschlag bekam, wurde zu einem großen Teil von den Mitarbeitern des jeweiligen Krankenhauses bestimmt und nicht von den Politikern. Das Bewerbungsverfahren unterschied sich damit von dem im Westen. Der künftige Betreiber bewarb sich zwar beim formellen Eigentümer, oft den Landkreisen, das eigentliche Auswahlverfahren lief aber über die Mitarbeiter der Klinik. Das bedeutete für uns, dass wir für jedes Haus ein Konzept erarbeiteten, das vor Ort der Belegschaft auf einer oder mehreren Betriebsversammlungen präsentiert wurde. Im Anschluss gaben die Mitarbeiter eine Empfehlung darüber ab, wer das Krankenhaus erwerben sollte. Die Land- oder Stadträte, die rechtlich natürlich das letzte Wort hatten, folgten diesem Votum meistens. Dies lief also völlig anders als im Westen, aber wir kamen in beiden Systemen zurecht. Denn wir hatten realistische Pläne und wollten die Kliniken erhalten und modernisieren.

Im mecklenburgischen Parchim etwa wurde ich Anfang der 1990er-Jahre Zeuge einer sehr direkten Ansage der Mitarbeiter. Als wir mit dem Auto in die Stadt fuhren, um kurz darauf unsere Überlegungen der Belegschaft vorzustellen, gerieten wir in eine Demonstration des Klinikpersonals. Mir fuhr der Schreck in die Glieder. Ich dachte, Verdi hätte wieder einmal ihre Mitglieder gegen die Privatisierung aufgerufen. Doch als ich die Transparente sah, war ich überrascht. Auf ihnen wurde von den Mitarbeitern der Klinik unverblümt gefordert, dass Asklepios die Klinik übernehmen solle. Wir haben dann auch den Zuschlag erhalten.

Die Orthopädische Klinik im brandenburgischen Birkenwerder, nördlich von Berlin, war das erste Haus, das wir in den neuen Bundesländern erwerben konnten. Bleicherode in Thüringen und viele andere folgten später.

Auch für die Orthopädische Klinik in Hohwald in der Sächsischen Schweiz, direkt an der Grenze zu Tschechien gelegen, haben wir uns seit 1993 interessiert. Das Haus war im Besitz einer Landesversicherungsanstalt und stand zum Verkauf. Wir haben uns beworben und Angebote abgegeben, aber es kam nie ein ernsthaftes Gespräch zustande. Wir fühlten uns regelrecht ausgebremst. Plötzlich aber war die Einrichtung verkauft, an eine uns unbekannte Firma, die niemand in der Branche zu kennen schien. Wir rätselten. Wir haben den Vorgang dann aus den Augen verloren, bis ich über eine Schlagzeile in der *Chemnitzer Morgenpost* vom 13. Februar 1997 erfuhr, dass die Hohwald Klinik pleite sei und die Eigentümerin in U-Haft sitze. Das sächsische Gesundheitsministerium hatte angeblich 16,2 Millionen D-Mark in die Bausanierung dieser Klinik investiert und dann bei der Prüfung der Verwendungsnachweise der Fördermittel Fehlbeträge festgestellt. Das Ministerium verklagte die Betriebsgesellschaft vor dem Verwaltungsgericht in Leipzig.

Wir bewarben uns beim Insolvenzverwalter, bekamen den Zuschlag und konnten die Klinik übernehmen. Dank der guten Arbeit aller Beteiligten ist die Klinik Hohwald heute eines unserer architektonischen Schmuckstücke, eine kleine Welt für sich, ein Klinikdorf, in dem man alles um sich herum vergessen kann. Gleichzeitig ist sie auch ein Spitzenhaus der Orthopädie mit hervorragenden Ärzten; sie sind oft die letzte Rettung für Patienten, wenn in anderen Kliniken etwas schiefgelaufen und eine zweite Operation erforderlich ist.

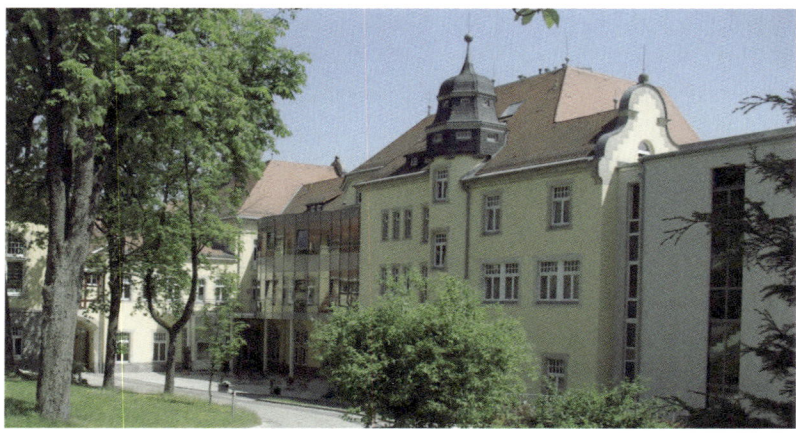

Klinikprivatisierungen in Ostdeutschland nach der Wiedervereinigung, das war eine einmalige und nicht wiederkehrende Chance. In den zehn Jahren nach der Wende wuchs Asklepios auch am schnellsten. Danach nahm die Privatisierungswelle stark ab. Heute stehen kaum noch Kliniken zum Verkauf.

Unsere Wege trennen sich

Die Zusammenarbeit mit meinem Partner war sehr erfolgreich, und der Aufbau unseres Unternehmens bereitete mir viel Freude. Alles war in bester Ordnung, und es hätte immer so weitergehen können. Aber es gab ein Problem, das gelöst werden musste: Mein Partner wollte sich über kurz oder lang aus dem Klinikgeschäft zurückziehen. Doch daran hatte ich kein Interesse. Ich wollte unsere kleine Krankenhauskette weiter ausbauen. Schließlich hatte ich endlich – beginnend mit 40 Jahren – meine Lebensaufgabe im medizinischen Bereich gefunden. Nun war ich 50 Jahre alt. So hatte ich es mir mein ganzes Leben erträumt, mit vielen Opfern meine Studiengänge absolviert – und alles viele Jahre zuvor in meinem Businessplan in Harvard niedergeschrieben.

Mein Partner war ein hervorragender Chirurg und Unternehmer mit außergewöhnlichen Fähigkeiten. Dennoch trennten sich 1994 unsere Wege. Die Kliniken wurden zwischen uns aufgeteilt. Wir begannen beide gewissermaßen von vorn, und uns beiden gelang es, jeweils eine bedeutende Klinikkette aufzubauen.

Zunächst waren wir auf die Hälfte geschrumpft – und alles passierte mitten in der größten Privatisierungswelle im Krankenhaussektor, die Deutschland je erlebt hatte. Schnellstmöglich musste ich bei Asklepios eine schlagkräftige operative Geschäftsführung aufbauen. Beim Neuaufbau kam mir das Glück zu Hilfe, und ich konnte überaus fähige Führungskräfte für das Unternehmen gewinnen. Ich tat dies auch deswegen, weil ich gern Verantwortung abgebe und delegiere. So habe ich immer den Kopf frei, um neue Dinge anzugehen.

Neu war das Ziel, Qualitätsmanagement bei den Asklepios Kliniken einzuführen – als erstes Krankenhaus in ganz Deutschland. Denn etwas Vergleichbares gab es seinerzeit noch nicht in Deutschland. Hintergrund der Entscheidung war meine tiefe Überzeugung, dass wir als Klinikbetreiber nur erfolgreich sein können, wenn wir hohe medizinische Ergebnisqualität für unsere Patienten an die allererste Stelle setzen – und dafür war Qualitätsmanagement ein erster Teil. Als erster großer Träger begannen wir damit, unsere Kliniken zu zertifizieren, und zwar nach Verfahren, die wir teilweise erst im Laufe der Zeit selbst ausbildeten. Wir begannen mit der bekannten ISO 9001 und entwickelten später einen internationalen Standard zur Definition des Qualitätsmanagements in Unternehmen, EFQM genannt. Unsere Klinik in Triberg im Schwarzwald war 1998 die erste nach den Normen der European Foundation for Quality Management (EFQM) zertifizierte Klinik in Deutschland. Daraus entstanden das Asklepios-Modell für integriertes Qualitätsmanagement und 2002 die Kooperation für Qualität und Transparenz im Gesundheitswesen

(KTQ). An der Entwicklung des Zertifizierungsprozesses nach KTQ war Asklepios maßgeblich beteiligt. So wurde der vom Bundesgesundheitsministerium geförderte Probelauf in den Asklepios Südpfalzkliniken durchgeführt. Die dort von uns erarbeiteten Kriterien bildeten später die Basis für die gesetzlichen Regelungen von Kliniken zum Qualitätsmanagement in Deutschland. 2002 war die Asklepios Stadtklinik Bad Tölz die bundesweit erste nach KTQ zertifizierte Klinik. So können wir zu Recht sagen, dass wir Qualitätsmanagement in Deutschland als Erste eingeführt haben.

Mehr Strategie

Asklepios wuchs trotz der Halbierung innerhalb der darauffolgenden zehn Jahre auf insgesamt 39 Kliniken an, davon 26 Akut- und 13 Reha-Kliniken in ganz Deutschland. In der Wendezeit bis 1994 und auch in den ersten Jahren danach war dieses Wachstum vor allem opportunitätsgetrieben, hatte also seine Ursache in Möglichkeiten, die sich auf dem Markt ergaben. Wir brauchten erst einmal eine kritische Größe, um uns mit einer zentralen Verwaltung vernünftig aufstellen zu können. Später war dann Zeit, die weitere Entwicklung weniger nach Kaufgelegenheiten, sondern zunehmend strategisch auszurichten.

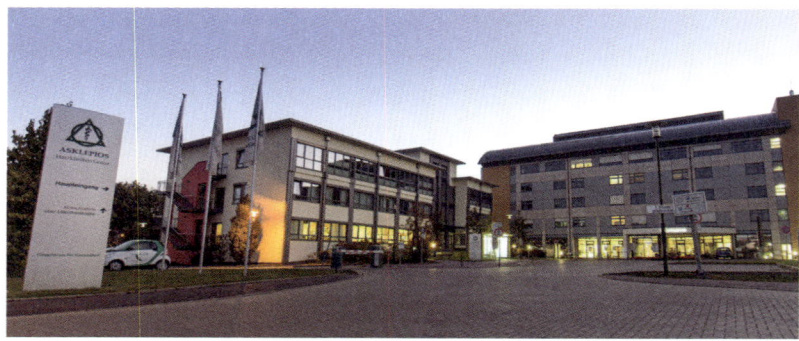

Die erste dieser strategischen Entscheidungen war mein Wunsch, psychiatrische Kliniken in unser Unternehmen aufzunehmen, und so suchte ich nach einem Weg, hier den Einstieg zu finden. Dies gelang mir zwar nicht über einen Kauf, aber über einen Managementvertrag, den ich für die beiden großen psychiatrischen Kliniken des Landes Sachsen-Anhalt in Bernburg und Uchtspringe vereinbaren konnte. Den Managementvertrag zu erhalten war das eine, dessen erfolgreiche Umsetzung für das Land Sachsen-Anhalt das andere. Das musste ich jetzt organisieren. Noch im Taxi auf dem Heimweg von der abschließenden Verhandlung mit den verantwortlichen Vertretern von Sachsen-Anhalt rief ich einen jungen, vielversprechenden Mitarbeiter an. Volker Thesing, Jurist, war mir seit seinem Einstieg bei Asklepios aufgefallen, und so hatte ich ihn in einer kleinen Reha-Klinik in Triberg »geparkt«, bis ich eine größere Aufgabe für ihn hatte. Die war nun gefunden, und ich traute ihm ohne Weiteres zu, das Management für Sachsen-Anhalt optimal auszuführen. Thesing verstand es meisterhaft, mit den verschiedenen Behörden zusammenzuarbeiten und die Kliniken zu sanieren. So begründete er für Asklepios den Ruf, auch im Bereich psychiatrischer Kliniken über große Kompetenz zu verfügen. Diese kam uns später zugute, als große Landespsychiatrien privatisiert wurden. Der Managementvertrag mit dem Land Sachsen-Anhalt wurde bei einer anstehenden Verlängerung gekündigt. Mittlerweile waren die von uns verwalteten Kliniken baulich und organisatorisch saniert und auch wirtschaftlich stabil. Das nahm Sachsen-Anhalt zum Anlass, das Management wieder in die eigene Hand zu nehmen. Natürlich hatten wir während der Vertragslaufzeit viel Zeit und Arbeit in die Kliniken investiert, vor allem im Vergleich zu der eher bescheidenen Managementgebühr. Doch das hatte ich nicht anders erwartet. Ich betrachtete es – wie ähnliche Geschäfte später, etwa in München – als eine Investition in die Zukunft unseres Unternehmens. Denn neben dem Erfahrungsgewinn hatten wir eine Reputation als kompetenter Partner auch für psychiatrische Kliniken erworben.

2002 wurden schließlich die ersten großen psychiatrischen Landeskliniken in Thüringen zur Privatisierung ausgeschrieben. Wir erhielten den Zuschlag für das Haus in Stadtroda, da in Thüringen ein Käufer nur je eine Einrichtung erhalten sollte. Auch diese Klinik stand seit Jahren im Minus. Wir haben jedoch rasch die Wende geschafft und seitdem dort rund 100 Millionen Euro investiert. Später, nach 2004, folgten weitere Privatisierungen in Brandenburg, Niedersachsen und Schleswig-Holstein. Brandenburg wollte im Gegensatz zu Thüringen seine drei Kliniken nur im Paket abgeben. Wir gewannen die Ausschreibung und übernahmen die Häuser in den Städten Brandenburg, Teupitz und Lübben. Auch in Niedersachsen waren wir erfolgreich mit der Landespsychiatrie in Göttingen. In Schleswig-Holstein verzichteten wir auf ein Angebot – was aber nichts mit dem Bundesland zu tun hatte. Der Grund war, dass mir das Wachstum damals zu schnell ging – übrigens ein Hauptgrund, wieso Unternehmen oft scheitern. Mit unserem Entschluss erleichterten wir jedoch einem anderen Unternehmen den Einstieg: Unser Verzicht in Schleswig-Holstein legte den Grundstein für den Einstieg von AMEOS in die Psychiatrie. Noch heute sind Asklepios und die AMEOS-Gruppe die größten Betreiber von psychiatrischen Landeskliniken in Deutschland.

Die zweite strategische Entscheidung war der Fokus auf die Neurologie als Wachstumsmarkt. Heute ist dieser Fachbereich unser größtes Segment im Bereich der Reha-Kliniken. Den Anfang machte die Übernahme der GKB Klinikbetriebe. Die GKB hatte damals die zukunftsweisende und absolut richtige Idee, die Kliniken in Bad König und Bad Salzhausen (beides Hessen) in der Neurologie zu platzieren. Wir haben diese Krankenhäuser in der Neurologie ausgebaut und deren Profil und Renommee weiter gestärkt. Die Asklepios Schlossberg Klinik Bad König ist heute die größte Koma-Klinik Deutschlands. Der langjährigen Chefärztin Erika Ortega-Suhrkamp war es anfänglich zu verdanken, dass das Haus über die Landesgrenzen hinaus hohes Ansehen erlangte. In Bad König entschlossen wir uns nach dem Kauf der GKB Kliniken, eine Reha-Klinik für die Behandlung von schweren und schwersten neurologischen Verletzungen aufzubauen. Ulrich Schultz, der die Klinik bis 2021 mit hoher Kompetenz und Zuverlässigkeit leitete, setzte diesen Plan mit je einer sehr großen Intensiv- und Intermediate-Care-Abteilung um. Hintergrund war die Einführung der German Diagnosis Related Groups, kurz G-DRG, im Jahr 2003 und die damit verbundene Vergütung von Krankenhausleistungen nach Fallpauschalen – eigentlich ein Grundproblem des deutschen Gesundheitssystems, was ich in einem eigenen Kapitel noch beschreiben werde. Wir erwarteten, dass die Nachfrage nach Betten in diesen Abteilungen unter DRG-Bedingungen groß sein würde, und behielten mit dieser Einschätzung recht. Heute ist die Klinik in Bad König das größte Krankenhaus seiner Art in Deutschland, und Ulrich Schultz führte diese Klinik mit großem Erfolg und einer guten Balance für die Interessen der Patienten, der Mitarbeiter und einer wirtschaftlichen Solidität, wie es eine solche Einrichtung braucht.

Vom Osten in den Süden

Die Privatisierungswelle im Osten kam um die 2000er-Jahreswende langsam, aber sicher zu ihrem Ende. Ich entschied daher, bei unserem weiteren Wachstum einen Schwerpunkt in Bayern zu setzen. Das Bundesland war bekannt dafür, dass es seine Kliniken gut mit den für Baumaßnahmen erforderlichen Fördermitteln ausstattete. Hinzu kam eine gesunde Wirtschaftsstruktur, was die Attraktivität des Standorts für eine Klinik zusätzlich erhöhte. Allerdings waren Privatisierungen in Bayern eher die Ausnahme, vielleicht auch gerade aus diesen Gründen. Wir mussten also einen anderen Einstieg finden, zumal Bayern eine Art geschlossene Gesellschaft darstellte. Hier kamen uns unsere Erfahrungen aus Sachsen-Anhalt zugute. Als wir die Chance eines

Managementvertrages erhielten, ergriffen wir diese: Ich konnte gegen einen großen Wettbewerber mit dem Freistaat Bayern als Eigentümer eine solche Managementvereinbarung für das Deutsche Herzzentrum in München für Asklepios aushandeln. Strategisch setzte ich auf eine sehr geringe Managementgebühr – jedoch verbunden mit einer ansehnlichen Erfolgsprämie im siebenstelligen Bereich, wenn wir bei der Sanierung Erfolg hätten. Dank unserer Erfahrungen und der mittlerweile gut eingespielten Strukturen bei Asklepios gelang diese Aufgabe, und wir erhielten den Bonus, auf den ich gesetzt hatte. Der Nachteil dieser Strategie war jedoch, dass bei der Neuausschreibung des Vertrags nach einigen Jahren die Managementgebühr neu verhandelt wurde und sich die zu erwartende Vergütung auf etwa ein Zehntel reduzierte. Unter diesen Umständen haben wir auf ein weiteres Angebot verzichtet, denn unser Ziel, unseren guten Ruf auch in Bayern zu etablieren, hatten wir bereits erreicht. Mit dieser Reputation konnten wir dann andere renommierte Kliniken wie Gauting, Bad Abbach, Lindenlohe und Bad Tölz erwerben.

Bad Griesbach: Privatklinik und das Krankenhaus der Zukunft

Etwas anders lief es in Bad Griesbach, wo wir heute eine reine Privatklinik betreiben. Eigentlich wollte ich mit Asklepios nicht in den Markt für private Krankenhäuser, die Asklepios Kliniken waren und sind zu fast 95 Prozent von den gesetzlichen Krankenkassen beziehungsweise den gesetzlichen Rentenversicherungen belegt. Allerdings war Bad Griesbach am Ende eine besondere Situation. Bereits zum viel früheren Beginn des Projekts kontaktierte mich der Gründer des erfolgreichen Golf Resorts in Bad Griesbach, Alois Hartl. Er ist ein außergewöhnlicher Unternehmer und hatte in Bad Griesbach ein knappes Dutzend Hotels – es war förmlich eine eigene Stadt auf dem Berg – und neun Golfplätze aus dem Boden gestampft und so das größte Golf Resort in Europa aufgebaut. Um das Angebot zu vervollständigen, wollte er irgendwann eine Klinik dort errichten und mich und Asklepios für das Projekt im Boot haben. Er bat mich also um ein Gespräch und präsentierte mir seinen Plan eines Klinikneubaus mit rund 280 Betten. Als ich mir vor Ort ein Bild von seinen Plänen machte, bedeutete er mir, dass er zwei Vorstellungen hätte: Erstens sollte es eine reine Privatklinik werden, auch auf Wunsch seiner Gäste. Die Klientel der gesetzlichen Krankenversicherungen wäre weniger seine Zielgruppe als Gäste. Und zweitens sollte sich das Angebot auf Alternativmedizin konzentrieren, weil dies unter den Golfern sehr populär war. Das jedoch waren genau zwei Dinge, die ich nicht machen wollte.

Er fand schließlich in den Caspar Kliniken aus Bad Füssing einen Partner und Pächter, der bereit war, sich auf das Projekt einzulassen. Kerngebiet der neuen Privatklinik wurde die Sauerstofftherapie, wie sie unter anderem von Manfred von Ardenne in Dresden entwickelt worden war. Mit meiner Prognose sollte ich allerdings recht behalten: Die Caspar Kliniken als Pächter fielen in die Insolvenz – und Hartl und seine finanzierende Bank, die Bayerische Vereinsbank, mussten nach Ersatz für einen Betreiber suchen. Das war der Zeitpunkt, als die Klinik wieder auf meinem Tisch landete und ich mich am Ende auf eine Sanierung einließ. Wir handelten einen kaufmännisch sinnvollen Vertrag mit einer Kaufoption von zwei Jahren für uns aus, und so konnten wir mit Asklepios mit überschaubarem Risiko testen, ob die Sanierung der Privatklinik gelingen würde. Heute ist das Haus auf Sportorthopädie und Kreuzbänder spezialisiert. So werden unter anderem die Biathleten aus Ruhpolding und andere Mitglieder der bayerischen Olympiamannschaft dort behandelt. Das Haus in Bad Griesbach war außerdem ein Baustein für unsere spätere Tätigkeit in der Hotelbranche. Das »St. Wolfgang« ist eine Privatklinik und ein Fünf-Sterne-Hotel unter einem Dach und wird von Asklepios betrieben.

Eine Umwandlung in eine Klinik für gesetzlich versicherte Patienten war nicht möglich. Denn wie erwähnt ist es leider fast ausgeschlossen, in Deutschland einen Versorgungsvertrag für eine neue Akutklinik zu erhalten. So kamen wir ungeplant zu unserer ersten Privatklinik. Heute ist »St. Wolfgang« in Bad Griesbach erfolgreich und zugleich eine Modellklinik für ein »Green Hospital« mit dem Schwerpunkt auf Orthopädie und, wie gesagt, einem angeschlossenen Fünf-Sterne-Hotel. Hier können wir, ohne die Sachzwänge von staatlichen Fördermitteln, neue Konzepte beim Bau und bei der Einrichtung von Krankenhäusern erproben, die es den Patienten so angenehm wie möglich machen. Beispielsweise haben wir hier auch ein Modellzimmer mit neuesten Materialien und Möbeln eingerichtet, was unter anderem die Verbreitung der gefürchteten Krankenhauskeime deutlich senkt. Dort ist alles antibakteriell oder lässt sich äußerst leicht desinfizieren. Außerdem haben wir darauf geachtet, dass es wenig Staub- und Schmutzecken gibt. In einem normalen Krankenhaus bei laufendem Betrieb könnten wir solche Projekte

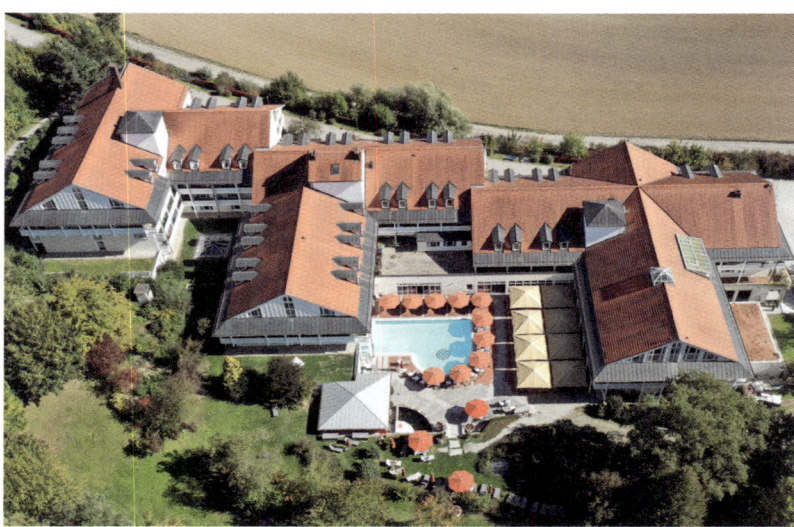

nicht ohne Weiteres testen und umsetzen. In Bad Griesbach proben wir das Green Hospital: ökologisch, nachhaltig und ressourcenschonend bei Bau und Betrieb – und trotzdem mit ansprechender Optik und einem Raumambiente, das der Gesundung der Patienten durchaus nutzen dürfte.

Jetzt fragen Sie sich wahrscheinlich, was das alles kostet und ob das nicht nur etwas für Privatpatienten ist. Ganz und gar nicht. Der Preis ist nur wenig höher als bei einer ohnehin stattfindenden Standardsanierung eines bestehenden Patientenzimmers. Und da Lärm und Staub beim Umbau gerade in einem Krankenhaus problematisch sind, haben wir auch den nachträglichen Einbau bei laufendem Betrieb so einfach wie möglich gemacht und arbeiten verstärkt mit vorgefertigten Bauteilen.

Der Streit um die Rhön-Klinikum AG: ein Wirtschaftskrimi in zwei Teilen

Fresenius ist ein bedeutender und sehr leistungsfähiger Konzern – und wesentlich größer als wir. Den langjährigen Chef von Fresenius, Ulf Schneider (dort von 2003 bis 2016), inzwischen CEO von Nestlé, schätze ich sehr. Er ist, wie ich, Absolvent der Harvard Business School, und wir begegneten uns bei Harvard-Treffen und gemeinsamen Freunden aus der Harvard-Zeit.

Fresenius war erst spät in den Klinikmarkt eingestiegen und hatte die Reha-Kliniken der Wittgensteiner-Gruppe erworben. Die Häuser liefen jedoch nicht sonderlich erfolgreich. Dies waren die erfolgsverwöhnten und hochkompetenten Fresenius-Leute mit Ulf Schneider und Stephan Sturm an der Spitze nicht gewohnt. Es gab die Alternative, die Wittgensteiner Kliniken wieder zu verkaufen oder anderweitig Krankenhäuser dazuzukaufen, um dieses Problem für Fresenius zu lösen. 2005 kaufte Fresenius die Helios Kliniken. Mein ehemaliger Geschäftspartner hatte seine Krankenhauskette sehr erfolgreich ausgebaut. Helios erwarb das bedeutende Erfurter Klinikum und in der Folge das benachbarte Klinikum in Gotha. Beides zusammen waren zwei entscheidende Bausteine für den weiteren erfolgreichen Ausbau von Helios. Also hat Helios nach 1994 ebenfalls kräftig expandiert. 2005 übernahm Fresenius 94 Prozent der Anteile an der Helios Kliniken GmbH von der Helmig-Familie. Die Wittgensteiner Kliniken GmbH ging in den Helios Kliniken auf.

Fresenius ist generell, auch auf anderen Gebieten, sehr erfolgreich über große Akquisitionen gewachsen. Mit Helios konnte Fresenius seinen Kliniksektor erfolgreich konsolidieren und wurde zum etwa gleich starken Mitspieler im deutschen Krankenhausmarkt. Daraufhin hat sich das Management von Fresenius weiter umgesehen und auch mich mehrfach gefragt, ob ich verkaufen wolle. Dazu jedoch war ich nicht bereit.

Also hat Fresenius anderswo sondiert und ist auf die Rhön-Klinikum AG gestoßen, die aus kleinen Anfängen sehr erfolgreich von Eugen Münch aufgebaut worden war, einem begabten und innovativen Unternehmer. Seit 1989 war und ist das Unternehmen an der Börse notiert, als erstes der Branche. Im April 2012 kündigte Fresenius an, Rhön kaufen zu wollen – um es mit Helios zusammenzuführen. Parallel zur öffentlichen Presseerklärung informierte mich Fresenius-Chef Ulf Schneider über die geplante Übernahme, sehr höflich unter Kollegen, und ich gratulierte ihm spontan zu diesem Schritt. In den nächsten Tagen entstanden jedoch auf unserer Seite erhebliche Sorgen um die Folgen, die sich daraus ergeben könnten, zumal mit der Finanzkraft von Fresenius.

Eugen Münch, Chef und damaliger größter Aktionär von Rhön, war immer ein sehr kreativer Kopf und hatte Fresenius-Chef Schneider von einem hochinteressanten Versicherungsmodell überzeugt. Münch ist fachlich äußerst versiert und hatte immer auch ein großes

Interesse daran, mit neuen Ideen unsere gesamte Branche voranzutreiben. Er war und ist ein starker Anhänger der sogenannten Netzwerkmedizin, hat darüber sogar ein Buch veröffentlicht (*Netzwerkmedizin: Ein unternehmerisches Konzept für die altersdominierte Gesundheitsversorgung*) und wollte auf dieser Basis mit Schneider/ Fresenius eine eigene Krankenversicherung ins Leben rufen, eine private Zusatzversicherung. Unsere Sorge war, dass mit dem Instrument der Zusatzversicherung die lukrativen Privatpatienten in die eigenen Kliniken gesteuert werden sollten. Zwar hätte es weiter die Wahlfreiheit der Patienten gegeben. Doch befürchteten wir, dass die Patienten überwiegend auf das Angebot und die Empfehlung der Versicherung eingehen würden. Die gesundheitspolitische Grundidee dahinter ist durchaus vernünftig und könnte vor allem bei planbaren Behandlungen greifen. Genau dies aber sahen wir als eine ernst zu nehmende Bedrohung für uns, weil die Krankenhäuser diese planbaren Eingriffe zum Überleben unbedingt benötigen, denn die Notfälle bedeuten für die Kliniken in Deutschland in der Regel Verluste. Die Zusatzversicherungen könnten gezielt in den Einzugsbereichen unserer Kliniken verkauft werden. Später könnten die Versicherten dann bei den sogenannten elektiven planbaren Eingriffen gezielt die Helios Kliniken aufsuchen. Dies wäre eine neue Dimension des Wettbewerbes zwischen Kliniken.

Den Kerngedanken von Münch kannte ich sehr gut, ich hatte oft mit ihm darüber gesprochen. Und nun vermeldete Fresenius, dass es sich mit Rhön über eine Übernahme einig sei – und damit in ganz andere Größenordnungen vorstoßen würde. Ich bekam im Nachhinein einen Schrecken und dachte: Wenn die beiden zusammengehen und das Versicherungsmodell umsetzen, verlieren wir wichtige elektive Patienten. Dann könnten sie in jeden Einzugsbereich unserer Kliniken reingehen, und die lukrativen Fälle und Privatzahler hätten einen Anreiz, ihre Kliniken zu bevorzugen. Eine Versicherung kann man schließlich überall – und gezielt und günstig – verkaufen. Aber eine Klinik steht eben da, wo sie steht. Davor hatte ich große Sorge. Mit der Markt- und Finanzmacht von Fresenius könnte dies Asklepios sehr schaden. Denn mit den übrig bleibenden Notfällen verlieren Kliniken Geld. Wir können nur über die sogenannten elektiven Fälle überleben, also jene, die planbar sind. Die verursachen kein Durcheinander und sind bei Weitem nicht so unwägbar wie Notfälle. Wenn jemand beispielsweise ein Prostataadenom hat, kann man das sehr gut planen, es besteht keine zeitliche Dringlichkeit. Da kommt ein Krankenhaus auch mit den gesetzlichen Sätzen zurecht. Bei den Privaten haben wir ja ohnehin eine höhere Vergütung. Meine Überlegung war also ganz simpel: Das geht nicht, damit könnten wir existenziell gefährdet werden. Da Gefahr im Verzug war, suchte ich nach einer Lösung.

Ich kannte die Unternehmenssatzung von Rhön. Mit ihr wollte Münch seinerzeit seinen Einfluss bei Rhön sichern, auch wenn seine eigene Beteiligung unter 25 Prozent sinken sollte. Nach der Rhön-Satzung benötigten grundsätzliche Entscheidungen eine Mehrheit von 90 Prozent plus eine Aktie. Auf diese 90 Prozent plus eine Aktie zielte deshalb auch das Übernahmeangebot von Fresenius ab – genauso gut ließ sich damit aber auch der Kauf verhindern, ebenso eine etwaige groß angelegte Umsetzung des Versicherungsmodells ohne uns.

Ich wusste, dass die Firma B. Braun Melsungen und Fresenius in heftigem Wettbewerb auf dem Gebiet der Medical Supplies standen, also der Lieferung von medizinischem Material. Also habe ich B. Braun angesprochen. B. Braun war interessiert und erwarb eigene Aktien an der Rhön-Klinikum AG. Im Ergebnis erreichte das Übernahmeangebot von Fresenius nicht die geforderten 90 Prozent und schlug fehl.

Es war wahrscheinlich das erste Mal in seinem Leben, dass Ulf Schneider – mit dem es immer »sportlich« und nie unangenehm zuging – einen Misserfolg erleben musste. Nun setzte Hektik bei Münch und Schneider ein. Termine wurden anberaumt mit dem Ziel, dass wir auf unser Vorhaben verzichteten. Doch Braun und ich hatten ja gerade das gegenteilige Interesse.

Jedoch fand Fresenius einen juristischen Weg, wie es aus der Rhön-Klinikum AG einzelne Krankenhäuser als »Asset Deal« herauskaufen könnte, und zwar indem der Vorstand von Rhön dies entscheiden würde und eben nicht die Gesellschafterversammlung beziehungsweise der Aufsichtsrat. Hierbei würde man die Sperrminorität von 10 Prozent plus eine Aktie umgehen können. Es gab eine höchstrichterliche Rechtsprechung, dass das bis zu einem gewissen Umsatzanteil möglich war. Seinen Plan wollte Fresenius also auf diese Weise umsetzen. Aber das Ganze war – wie so oft im Einzelfall – wegen des hohen Anteils der Rhön-Kliniken, die gekauft werden sollten, juristisch nicht eindeutig und hätte sich auch anfechten lassen, womit wiederum für Fresenius große Unwägbarkeiten verbunden gewesen wären. Aber man plante es und kündigte dies öffentlichkeitswirksam an. Da haben wir dann gesagt: Wenn ihr uns in die Versicherung miteintreten lasst, als gleichberechtigter Partner, und uns weiterhin eine angemessene Entschädigung zahlt, sind wir bereit, auf einen Rechtsstreit zu verzichten, und stehen dem Zusammenschluss von Rhön und Helios nicht entgegen. Wir einigten uns. B. Braun hatte mit Fresenius seinerseits eine Lösung für einen Vergleich gefunden.

Das war dann für uns die Lösung. Die Versicherung heißt »Wir für Gesundheit« und organisiert das größte trägerübergreifende Gesundheitsnetzwerk Deutschlands. Ihm gehören mehr als 200 Partnerkliniken und etliche ambulante Einrichtungen an, auch viele Asklepios Kliniken. Sie verkauft Zusatzversicherungen, und wir sind beteiligt. Das Geschäft wird von der Debeka gemanagt, die nun auch zu einem Drittel beteiligt ist. Die beiden anderen Drittel besitzen Helios und Asklepios.

Der ursprüngliche Plan von Fresenius, erhebliche Anteile an der Rhön-Klinikum AG zu erwerben, kam also nicht zustande. Später setzte es aber einen großen Teil davon in einem Asset Deal um, dem wir zugestimmt haben. So wurden 40 Krankenhäuser und 13 medizinische Versorgungszentren (MVZ) an Fresenius verkauft. Helios/ Fresenius stieg damit zur unumschränkten Nummer eins auf dem deutschen Krankenhausmarkt in puncto Größe und Umsatz auf.

Asklepios wurde als Folge dieser Transaktion 2012 mit über 25 Prozent einer der beiden größten Anteilseigner an der Rhön-Klinikum AG, B. Braun mit ebenfalls über 25 Prozent der andere. Eugen und Ingeborg Münch hielten rund 20 Prozent, der Rest befand sich in Streubesitz.

Die Rhön-Klinikum AG zählt mit elf Kliniken und 5369 Betten (4637 davon in Akutkliniken) an insgesamt fünf Standorten in vier Bundesländern weiter zu den größten Klinikbetreibern in Deutschland. Zusätzlich betreibt der Rhön-Klinikum-Konzern sieben medizinische Versorgungszentren mit insgesamt 42 Facharztsitzen. Im Geschäftsjahr 2018 wurden in den Einrichtungen des Konzerns mit knapp 17.000 Mitarbeitern 850.147 Patienten behandelt. Ein Alleinstellungsmerkmal des Konzerns ist es, mit dem Universitätsklinikum Gießen und Marburg (UKGM) die deutschlandweit einzige privatisierte Universitätsklinik zu betreiben. Das Land Hessen hält am UKGM 5 Prozent der Anteile und das Rhön-Klinikum 95 Prozent. Neben dem UKGM betreibt der Konzern die Zentralklinik in Bad Berka, ein Klinikum in Frankfurt (Oder) sowie den Rhön-Klinikum Campus in Bad Neustadt. Die Behandlungsschwerpunkte des Konzerns liegen in den Bereichen Herz- und Gefäßmedizin, Neuromedizin, Onkologie, Pneumologie sowie Orthopädie und Unfallchirurgie.

Wie ging es nach unserem Einstieg im Jahr 2012 weiter? Ludwig Georg Braun trat in den Aufsichtsrat der Rhön-Kliniken ein, und Asklepios verzichtete auf einen Sitz im Aufsichtsrat, um jeden Interessenkonflikt zu vermeiden.

In den Jahren 2013 bis 2020 investierte Rhön aus Eigenmitteln rund 720 Millionen Euro in die Unikliniken Gießen und Marburg. Die hohen Eigenmittelinvestitionen sparten dem Land Hessen eben diese 720 Millionen an Hochschulbaufördermitteln, da in allen anderen Universitätskliniken Hochschulbauten vollständig aus Fördermitteln des jeweiligen Bundeslandes bezahlt werden. Das heißt, die Rhön-Klinikum AG hat 720 Millionen Euro Eigenmittel in die Universitätskliniken investiert, ohne dass die gesetzlichen Vergütungsregelungen hierfür einen Rückfluss vorsehen. Die Unikliniken Marburg und Gießen brauchen eine Gleichbehandlung mit anderen Universitätskliniken.

Im unterfränkischen Bad Neustadt (Bayern) investierte die Gesellschaft ebenfalls erheblich in das gesundheitspolitisch richtige und zukunftsweisende Campus-Modell – eine Innovation, die Eugen Münch als Aufsichtsratsvorsitzender der AG vorantrieb.

Nicht zuletzt durch die großen, eigenfinanzierten, Investitionen in Gießen und Marburg sank die hohe Liquiditätsreserve aus dem Verkauf an Fresenius. Dies bereitete uns bei Asklepios zunehmend Sorgen, waren wir doch mit rund 400 Millionen Euro in Rhön investiert. Daher entschlossen wir uns Anfang 2020, ein Übernahmeangebot für die Rhön-Klinikum AG zu unterbreiten, nachdem wir uns bis Ende Februar 2020 gemeinsam mit der Familie Münch eine Mehrheit von 50,07 Prozent der Anteile gesichert hatten. Leider mussten wir zu unserer Überraschung in den darauffolgenden Wochen unser Übernahmeangebot mehrfach gegen die B. Braun Melsungen AG vor dem Landgericht Schweinfurt und dem Oberlandesgericht Bamberg verteidigen. Die Gerichte folgten uns allerdings in allen Fällen zu 100 Prozent.

B. Braun entschloss sich schließlich im Juni 2020, seinen 25,3-Prozent-Anteil zu verkaufen. Obwohl wir bis dahin von einer strategischen Partnerschaft mit B. Braun ausgegangen waren, fanden wir uns dann ab Juli überraschend mit 87 Prozent der Aktien an Rhön wieder. Wir erwarten, dass der Zusammenschluss von Asklepios und der Rhön-Klinikum AG langfristig ganz erhebliche Vorteile für beide Unternehmen und ihre Mitarbeiter bieten wird.

Der Erwerb der Kliniken des »Landesbetriebs Krankenhäuser (LBK) Hamburg«

Zurück in das Jahr 2004. In den Jahren 2003/2004 entschloss sich die Bürgerschaft der Freien und Hansestadt Hamburg, ihre defizitären Kliniken zu 74,9 Prozent zu privatisieren. Hauptgrund für diesen Entschluss dürfte die erhebliche jährliche Liquiditätsunterdeckung des »Landesbetriebs Krankenhäuser (LBK) Hamburg« gewesen sein, die am Ende rund 100 Millionen Euro pro Jahr betrug. Der als Folge dieser Unterdeckung entstandene Investitionsstau belief sich damals geschätzt auf über 500 Millionen Euro. Die Kliniken des Landes Hamburg hatten medizinisch überwiegend einen sehr guten Ruf und erwirtschafteten damals einen Umsatz von 750 Millionen Euro.

Die geplante Privatisierung dieser Kliniken erregte natürlich das Interesse der gesamten Branche, und doch wagten es, wie wir später der Presse entnahmen, offensichtlich nur zwei Bieter, ein ernsthaftes

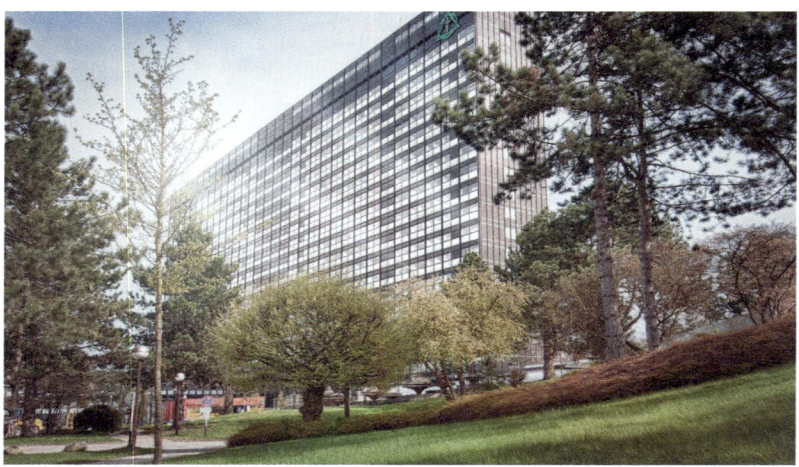

Angebot zu unterbreiten. Hintergrund hierfür dürfte die Kombination der großen Verluste und des großen Investitionsstaus auf der einen Seite und auf der anderen Seite die in den Ausschreibungsbedingungen geforderten weitgehenden Mitspracherechte der Stadt Hamburg als 25,1-Prozent-Gesellschafter gewesen sein. Durch die hohen laufenden Verluste und den enormen Investitionsstau war das Risiko für jeden Betreiber sehr groß, und mit der zusätzlich geforderten Mitsprache der Stadt Hamburg schien dies Risiko offensichtlich für alle anderen Anbieter zu groß, weil genau die Einflussnahme der Stadt nach Meinung der Branche ursächlich für die Verluste war. Jeder befürchtete, dass bei Fortbestehen dieses Einflusses auch die Verluste anhalten würden.

Von der Seite von Asklepios hatten wir ein sehr starkes Interesse an den Kliniken des LBK, weil wir damals einerseits als einzige der größeren Klinikketten noch kein Haus der Maximalversorgung hatten und mit dem Erwerb der Hamburger Kliniken die Synergien, besonders in den sogenannten zentralen Diensten unserer Gruppe, wie Einkauf, IT, Bau und vieles mehr, für beide Seiten – Asklepios und die Kliniken des LBK – wesentlich stärken konnten. Andererseits hatten wir, wie offensichtlich alle anderen Anbieter auch, erhebliche Sorge, ob die großen Sanierungsanforderungen in Anbetracht der Mitspracherechte der Stadt Hamburg überhaupt umsetzbar sein würden. Schließlich war es ein offenes Geheimnis, dass eine Sanierung der Kliniken, solange diese im Eigentum der Stadt waren, ausgeschlossen schien. Dies war ja wohl auch durch die tatsächlichen Verluste bestätigt.

In Anbetracht dieser Situation war es kein Wunder, dass die Verhandlungen schwierig waren, lange dauerten und mehrfach zu scheitern drohten. Die Stadt Hamburg war in diesen Verhandlungen sowohl durch eigene Mitarbeiter des Senats als auch durch zwei bekannte Anwälte aus einer der angesehensten Kanzleien in Deutschland und durch eine der großen Wirtschaftsprüfergesellschaften vertreten.

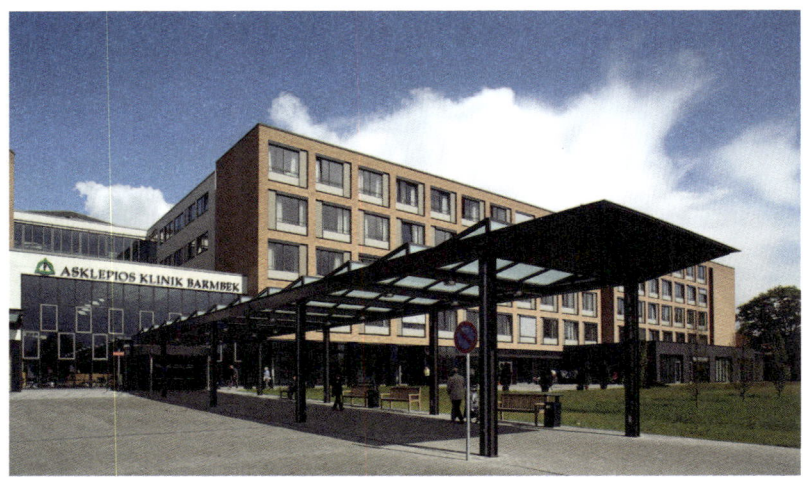

Im Ergebnis konnten wir uns im Dezember 2004 auf einen komplexen Vertrag einigen, der uns nach unserer Meinung eine Chance gab, die großen Risiken und Herausforderungen zu bestehen. Auch in dieser schwierigen Transaktion hatten wir die Norddeutsche Landesbank als unsere Hausbank an unserer Seite.

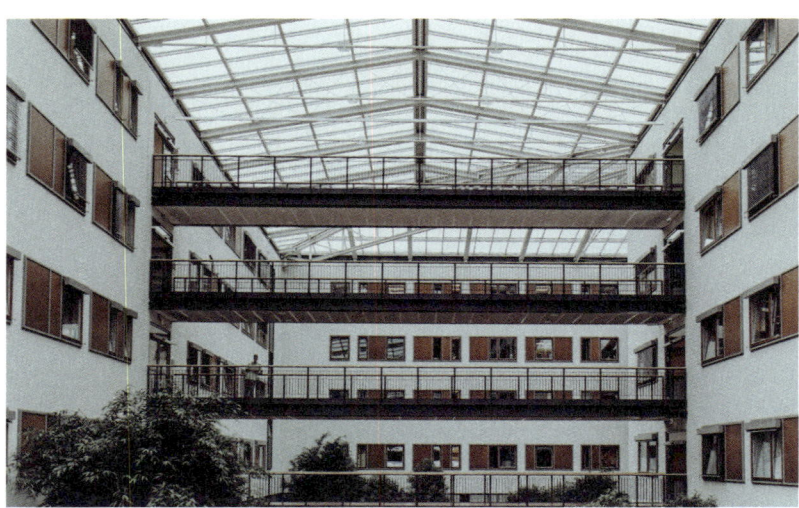

Die Anforderungen waren gewaltig. Im Ergebnis haben wir alle Herausforderungen bestanden, und die Asklepios Kliniken Hamburg GmbH ist heute ein stabiles, nachhaltiges Unternehmen, das fast 50 Prozent der Gesundheitsversorgung in Hamburg sichert. Wir haben über 1 Milliarde Euro in die Hamburger Kliniken investiert und der Stadt Hamburg eine Gesundheitsversorgung ohne Steuerzuschüsse für ihre Bevölkerung auf hohem medizinischem Niveau gesichert.

Dividenden haben wir nie eingefordert und alle Überschüsse zu 100 Prozent in die Hamburger Krankenhäuser reinvestiert.

TEIL III

ASKLEPIOS UND DIE ASKLEPIOS-LEITLINIEN

Asklepios ist heute – bezieht man die Rhön-Kliniken mit ein – mit mehr als 170 Gesundheitseinrichtungen (Krankenhäuser, Reha-Kliniken oder Medizinische Versorgungszentren) in 14 Bundesländern der zweitgrößte private Klinikbetreiber Deutschlands. Wir bieten über 60.000 Mitarbeitern Beschäftigung, und wir erwirtschaften einen Umsatz von rund 5 Milliarden Euro. Die Ärzte und Pflegekräfte behandeln in unseren Einrichtungen jährlich über drei Millionen Patienten. Mehr als 32.000 Betten stehen hierfür bereit. Je nach Jahr setzen wir 7 bis 9 Prozent unseres Umsatzes für Instandhaltung und Investitionen ein. Zu uns gehören unter anderem:

- die Universitätskliniken Gießen und Marburg (UKGM);
- zehn Krankenhäuser der Maximalversorgung in Hamburg, Marburg und Gießen, Bad Neustadt und Bad Berka;
- der größte Krankenhausverbund Europas in Hamburg;
- ein führendes Zentrum für Pneumologie in München-Gauting als Teil der Uniklinik München;
- ein orthopädisches Spitzenzentrum in Bad Abbach als Teil der Uniklinik Regensburg;

- das Rhön-Campus-Konzept am Herz- und Gefäßzentrum in Bad Neustadt;
- zwei der größten Geburtskliniken Deutschlands in Hamburg-Altona und Hamburg-Barmbek;
- der größte deutsche Klinikverbund für psychiatrische Medizin inklusive Maßregelvollzug in Stadtroda (Thüringen), Brandenburg, Lübben, Teupitz, Göttingen und Hamburg;
- die Asklepios Medical School in Hamburg in Kooperation mit der Semmelweis-Universität Budapest, wo wir Mediziner ab dem ersten klinischen Semester ausbilden.

2017 ging für die Mitarbeiter die Asklepios-Online-Bibliothek an den Start. Damit können Angestellte in großem Umfang auf medizinische Journale, Bücher und Datenbanken im Volltextformat zugreifen. Die Online-Inhalte sind an jedem Arbeitsplatz und auch zu Hause rund um die Uhr abrufbar.

Teil von Asklepios ist zudem Medilys, eines der größten Kliniklabore Europas. Jährlich werden dort mehr als zehn Millionen Analysen und mehr als 18 Millionen Befunde vorgenommen. Seit September 2011 gehört die MediClin AG mit Sitz in Offenburg in Baden-Württemberg mehrheitlich zu Asklepios (52,73 Prozent), die Ergo Versicherungsgruppe hält 35 Prozent. MediClin ist als Klinikbetreiber in elf Bundesländern tätig und ein großer Reha-Anbieter in der Neurologie, Psychosomatik, Psychiatrie, Orthopädie und Geriatrie. Mit 34 Kliniken, sieben Pflegeheimen und acht Medizinischen Versorgungszentren ist das Unternehmen mit 9000 Mitarbeitern bundesweit präsent und verfügt über eine Gesamtkapazität von rund 8000 Betten.

Kliniken und Klinikketten sind Unternehmen mit besonderen Anforderungen. Sie arbeiten in einem sehr sensiblen Bereich: der Gesundheit der Menschen. Gerade deshalb muss Asklepios selbst besonders verantwortungsbewusst handeln. Für uns gibt es drei große Leitlinien:

1. Qualität in der Medizin – das rangiert nicht zufällig an erster Stelle.
2. Innovation, um immer die besten Behandlungen, Therapien und Dienstleistungen anbieten zu können, und auch, um wettbewerbsfähig zu bleiben.
3. Soziale Verantwortung – gegenüber unseren Mitarbeitern, unseren Patienten, der Umwelt und gegenüber der ganzen Gesellschaft.

Mein persönlicher Dank gilt allen Mitarbeiterinnen und Mitarbeitern, die jeden Tag mit großem Engagement dafür sorgen, dass unsere Patienten die bestmögliche Versorgung erfahren. Diese Einsatzbereitschaft treibt unser Management und mich an.

Eine exzellente Zukunft ruht aber nicht allein auf wirtschaftlichem Erfolg. Um unserer Mission dauerhaft gerecht zu werden, müssen wir die wichtigen Zukunftsthemen unseres Gesundheitswesens aktiv gestalten, von der Digitalisierung über den Fachkräftemangel bis zu den zunehmenden Möglichkeiten, mehr ambulant zu behandeln. So sind wir etwa selbst aktiv geworden und haben Pflegepersonal auf den Philippinen und in Mexiko rekrutiert. Allein auf den Philippinen haben wir 570 Krankenpflegefachkräfte auf unsere Kosten in der deutschen Sprache geschult. Digitalisierung wiederum kann auch den – regional unterschiedlichen – Fachkräftemangel lindern, etwa durch Telemedizin, mit der man in dünn besiedelten Gebieten Teile der medizinischen Versorgung anbieten kann.

Qualität in der Medizin

Die Sicherheits- und Qualitätsstandards der Krankenhäuser in Deutschland sind sehr hoch. Wir wollen die Normen im Qualitätsmanagement – die wir einst für die Branche in unseren Häusern entwickelt haben – übertreffen. Daher betrachten wir gesetzliche Vorgaben nur als Basis, auf der wir aufbauen: Wo immer es möglich ist, wollen wir mit unserer Leistung weitergehen, um unseren Patienten das jeweils bestmögliche Behandlungsergebnis zu bieten. Bei Asklepios leben wir Exzellenz. Und dies ist für uns kein einmaliges Ziel, sondern ein dauerhafter Prozess, um immer besser zu werden. Unsere Mission beginnt weit vor dem Besuch im Krankenhaus, und sie endet auch nicht an der Kliniktür, wenn Patienten wieder nach Hause gehen können.

Innovationen

Digitalisierung ist das Thema des Jahrzehnts – auch für die Medizin. Asklepios gestaltet diesen digitalen Wandel aktiv. Neue Geräte, klügere Datenverarbeitung und besonders die Vernetzung verändern die ambulante und stationäre Versorgung grundlegend. Vor allem die Interaktion zwischen Patienten und medizinischem Personal wollen wir durch digitale Lösungen verbessern. Dabei ist die Digitalisierung schon lange Teil der Medizin. Gesundheitsdaten werden direkt in Computersystemen erfasst. Smartphone-Apps, Wearables oder implantierte Biosensoren werden von immer mehr Patienten und gesundheitsbewussten Menschen genutzt. Die wachsende Menge medizinischer Daten intelligent zu verknüpfen und für neue Erkenntnisse mithilfe künstlicher Intelligenz für die Diagnostik und Therapie auszuwerten – das ist Herausforderung und Chance zugleich. Eine effiziente Versorgung unserer Patienten von der Aufnahme über die Behandlung und über die Entlassung hinaus, bessere Diagnoseverfahren und individuelle Therapiemöglichkeiten, Telemedizin oder Online-Therapien – die vorstellbaren Anwendungsmöglichkeiten sind unbegrenzt. Dies betrifft die Behandlung des Patienten ebenso wie das Klinikmanagement. Digitalisierung umfasst viele

Anwendungsbereiche, wir haben aber stets das gleiche Ziel: die Qualität der Behandlung zu steigern.

Insgesamt hinkt Deutschland bei der Digitalisierung aber im internationalen Maßstab hinterher. Die groteske und milliardenteure Geschichte zur Einführung der elektronischen Gesundheitskarte steht stellvertretend für viele ungelöste Herausforderungen. Wie auf vielen anderen technologischen Gebieten leben wir in einer Zeit des Umbruchs mit vielen neuen Entwicklungschancen. Es ist die Aufgabe von Unternehmen, die Chancen zu nutzen und innovative Lösungen zu entwickeln. Staat und Bürokratie sind hierzu oft nicht in der Lage. Wir von Asklepios waren immer bereit, nach innovativen Lösungen zu suchen, die dann später oft der ganzen Branche nutzten. Dies tun wir ebenso in der Digitalisierung, wohl wissend, dass dies für uns auch stets ein Risiko bedeutet.

Was nach Zukunftsmusik klingt, ist bereits heute ein wichtiges Werkzeug. Digitalisierung erhöht die Servicequalität und ermöglicht effizientere interne Abläufe, was unseren Mitarbeitern mehr Zeit für die direkte Arbeit mit unseren Patienten gibt. In den vergangenen Jahren haben wir eine ganze Reihe wichtiger digitaler Neuerungen umgesetzt, mit denen wir die digitale Kompetenz bei Asklepios erweitern konnten.

Elektronische Patientenakte

Ein Meilenstein war die Einführung der elektronischen Patientenakte in unserem Klinikum in Hamburg-Rissen. Damit sind wir auf dem besten Weg, die elektronische Krankenversicherungskarte mittelfristig im gesamten Kliniknetz zu nutzen. Die Behandlung wird so noch sicherer, wichtige Daten sind schneller verfügbar, und die Qualitätskontrolle funktioniert auch besser.

Als erste von sieben Asklepios Kliniken in Hamburg führte das Westklinikum Rissen 2016 das Krankenhausinformationssystem (KIS) der Meierhofer AG ein. Wir haben damit die Weichen gestellt für mehr Digitalisierung insgesamt – und eben auch für die Einführung einer digitalen Patientenakte bei ganz Asklepios. Im Halbjahresrhythmus folgten bis Mitte 2020 die weiteren sechs Kliniken in Hamburg.

Digitalisierung bedeutet natürlich nicht, einfach die bisherige analoge Vorgehensweise an einen Computer zu übertragen – sondern alle Aspekte und Abläufe neu zu denken, ja durchaus über den Haufen zu werfen, wenn nötig. Daher haben wir auch mehrere Jahre daran gearbeitet, geforscht und beispielsweise die elektronische Patientenakte auf den praktischen Alltag ausgerichtet. Mit der digitalen Lösung wollten wir alle Prozesse berücksichtigen und sie skalierbar machen, sodass wir sie später in allen unseren Kliniken anwenden können. Gemeinsam mit mehr als 100 Experten aus unseren Häusern haben wir Arbeitsabläufe auf den Prüfstand gestellt und vereinheitlicht. Viele Dokumente haben wir dabei gesichtet, katalogisiert und übereinandergelegt. Das Ergebnis ist ein individuelles, weiterentwickeltes Verfahren für alle Gesundheitseinrichtungen von Asklepios.

Seit 2016 wird die Patientenakte nicht mehr papierbasiert, sondern vollständig digital gepflegt. Um diesen Prozess konsequent zu verfolgen, werden auch alle Papierdokumente, die der Patient mitbringt, eingescannt und in das Krankenhausinformationssystem eingespeist. Damit stehen alle Dokumente den beteiligten Personen im gesamten Krankenhaus zur Verfügung. Die Umstellung von der papierbasierten Dokumentation auf einen digitalen Prozess war für unsere Mitarbeiter eine große Umgewöhnung, doch die Vorteile der digitalen Aktenhaltung haben alle überzeugt.

Roboter unterstützen in der Chirurgie

Roboter des Da-Vinci-Operationssystems unterstützten zunächst unsere Chirurgen in der Asklepios Stadtklinik Bad Tölz und in der Asklepios

Klinik Altona, und künftig werden es immer mehr in unserem Klinikverbund. Das hört sich für manche womöglich befremdlich an, hat jedoch zahlreiche Vorteile bei der Sicherheit und Behandlungsqualität. Auch hier wird jede Bewegung am Ende vom Arzt selbst ausgeführt. Aber während des Eingriffs kann der Chirurg das Operationsgebiet auf einer dreidimensionalen Abbildung und mit bis zu zehnfacher Vergrößerung betrachten, um sich so einen besseren Überblick zu verschaffen. Außerdem verfügt der Roboter über eine feinmotorische Korrekturfunktion. Selbst ein minimales Zittern an der Hand des Operateurs wird mithilfe des sogenannten Tremorfilters herausgerechnet, sodass sich die Hand des Chirurgen stets flüssig und sicher bewegt. Besonders spannend ist, dass der Roboter durch Umskalierung der menschlichen Handbewegung eine feinere Motorik als der Chirurg selbst hat. So können wir besser als früher die hochpräzise Behandlung feiner Strukturen sicherstellen. Vor allem für den Patienten liegen die Vorteile des OP-Roboters auf der Hand: Sein Einsatz verhindert Verletzungen von Nerven oder Gefäßen mit schwerwiegenden Folgen, verkürzt die OP-Zeit, verringert den Blutverlust, und der Patient erholt sich schneller vom Eingriff. Zurzeit setzen wir das Da-Vinci-Operationssystem vor allem in der Urologie, der Allgemeinchirurgie und in der Hals-Nasen-Ohren-Heilkunde ein, und die Anwendungsgebiete erweitern sich ständig.

Krankenhausinformationssysteme

An der Münchner Firma Meierhofer-AG, die Krankenhausinformationssysteme entwickelt und anbietet, haben wir eine Beteiligung erworben, weil wir als Betreiber von Kliniken die bestehenden Krankenhausinformationssysteme verbessern wollen. Inzwischen setzen wir die Meierhofer'schen KIS-Systeme in unseren Hamburger Kliniken ein und erleben eine starke Nachfrage aus anderen von uns unabhängigen Krankenhäusern in Deutschland, Österreich und der Schweiz.

Wir nutzen unsere täglichen Erfahrungen aus dem Klinikalltag, um gemeinsam mit Meierhofer die bisherigen Anwendungen zu verbessern. Asklepios bringt sein Wissen über die Anforderungen im Klinikalltag ein, und wir alle versprechen uns von den Innovationen eine bessere Patientenbetreuung.

Online-Reservierungen und Telemedizin

Health-IT, auch eHealth genannt, ist ein zukunftsträchtiger Bereich. Hierzu gehören beispielsweise Software für Krankenhäuser wie die von der Meierhofer AG oder die Buchungsanwendung für Arzttermine namens »Samedi«, an der wir uns ebenfalls beteiligt haben. Das Unternehmen wurde 2008 in Berlin gegründet und hatte ursprünglich damit angefangen, die Online-Terminbuchung zu vereinfachen und mehr Patientenservice zu etablieren. Heute gehen die Funktionen und Einsatzgebiete der Websoftware weit über die Online-Terminbuchung beim Arzt hinaus: Patienten können automatisch per E-Mail oder SMS an den morgigen Termin erinnert werden, Online-Marketing ist möglich, ebenso Ressourcenplanung, der Aufbau von Klinik- oder Patientenportalen und das Qualitätsmanagement. Samedi kann medizinische Informationen vernetzen und den behandelnden Stellen zur Verfügung stellen und verbessert auf diese Weise die Versorgungsqualität für Patienten.

Mehr als 6000 Institutionen und 700 Kliniken in Deutschland, Österreich und der Schweiz nutzen Samedi bereits. Rund 500.000 Patienten verfügen über ein kostenloses Samedi-Benutzerkonto, in dem sie neben den eigenen Arztterminen auch ihre Gesundheitsdaten verwalten und diese den Ärzten und Therapeuten zur Verfügung stellen können.

Samedi ist ein anschauliches Beispiel für den digitalen Fortschritt innerhalb von Asklepios. In unseren rund 170 Kliniken und Gesundheitseinrichtungen führen wir die Software Stück für Stück ein. Damit verbessern wir die digitale Patientenkommunikation und -versorgung deutlich. Auch verringern wir den bürokratischen Aufwand für Mitarbeiter und Fachabteilungen, wenn ambulante Sprechstunden vereinbart werden. Zusätzlich können wir den Patienten Dokumente und Befunde übersenden.

Personalisierte Medizin

Personalisierte Medizin beschreibt das Ziel, eine immer passgenauere Medizin individuell für jeden Patienten zu finden. Dies wird durch die Digitalisierung immer leichter möglich.

Auch in die orthopädischen Abteilungen von Asklepios halten digitale Systeme verstärkt Einzug. Bei der Endoprothetik, der dauerhaften Ersetzung von Gelenken durch Implantate, können wir die individuellen Ansprüche und anatomischen Eigenschaften der Patienten zunehmend besser berücksichtigen. Was sich selbstverständlich anhört, war in der Medizin bis vor Kurzem nur sehr begrenzt möglich. Dank computergestützter Analyse- und Navigationsverfahren können wir jedoch nun stets eine maßgeschneiderte Therapie anbieten. Dazu beginnt die individuelle Behandlung bereits vor der Operation. Die Fachärzte berücksichtigen dabei die einzigartige Situation des Patienten: Anatomie, Knochenqualität und individuelle Belastungsfähigkeit. Bei einer Hüftprothese kann dann etwa der Schaft optimal angepasst werden.

In der konservativen Medizin, also bei der Behandlung mit Medikamenten, sehen wir ebenfalls großes Potenzial bei digitalen Anwendungen. Auch hier lautet das Stichwort »Individualisierung und künstliche Intelligenz«. Wir analysieren etwa Laborwerte und Daten zu Erbgut oder Mikrobiom und gleichen sie mit weltweiten Datenbanken ab. So können wir Patienten maßgeschneidert mit Medikamenten versorgen. Diese Art der Individualmedizin erhöht nicht nur die Wirksamkeit der Arznei, sie macht die Verabreichung von Medizin auch verträglicher und verhindert mitunter im Individualfall nicht wirksame Medikamente, die von den Bakterien verstoffwechselt werden.

Soziale Verantwortung

In den Kliniken herrscht aufgrund der Unterfinanzierung in ganz Deutschland ein großer Arbeitsdruck. Natürlich sind viele Mitarbeiter unzufrieden. Etliche verzweifeln, weil nicht genügend Mitarbeiter da sind. Dennoch: Ein Unternehmen braucht Mitarbeiter hinter sich, trotz der derzeitigen Lage, die wir nicht verursacht und zu verantworten haben. Unternehmensführung und Führungskräfte müssen daher den Mitarbeitern den Rücken stärken – die wiederum die Patienten gut behandeln möchten. Leider können wir als Asklepios den finanziellen und organisatorischen Zustand des deutschen Gesundheitssystems allein nicht ändern, obwohl ich dafür im nächsten Kapitel Anregungen geben werde. Dort aber, wo wir etwas tun können, sind wir aktiv.

Das Betriebsklima liegt zu einem großen Teil in unserer Hand, und da haben wir in der Vergangenheit Kritik einstecken müssen. Deshalb haben wir vor einigen Jahren bei Asklepios ein Nachhaltigkeitsprogramm gestartet, einen großen Kulturwandel. Das Programm ist umfassend und dient in erster Linie dem Ziel, den Umgang der Führungskräfte mit den Mitarbeitern und untereinander zu verbessern. Ein wesentlicher Kern ist die Wertschätzung. Ich muss selbstkritisch zugeben: Diese am Beginn von Asklepios wie selbstverständlich gelebte Kultur war durch unser schnelles Wachstum teilweise untergegangen. Früher, als wir klein waren, achteten wir sehr auf diese Werte.

Mit den Herausforderungen des Wachstums und Führungskräften, die aus anderen Kulturen zu uns kamen, ging dies teilweise verloren.

Dafür haben wir eine Schweizer Beratungsgesellschaft engagiert, mit der wir gemeinsam ein großes Programm aufgesetzt haben, damit alle Führungskräfte Wertschätzung leben. Ausgehend von unseren obersten Führungskräften tragen wir das Programm systematisch ins Unternehmen, zu allen Mitarbeitern mit Personalverantwortung. Wir wollen dies in die Genetik von Asklepios einbrennen und sicherstellen, dass es nie wieder verloren geht. Wir wollen, dass bei Asklepios jeder Mitarbeiter wertschätzend behandelt wird und er die Unterstützung erfährt, die möglich ist.

Stress ganz anderer Art kann in vielen Gegenden auch die Suche nach einer (erschwinglichen) Bleibe verursachen. Daher bauen wir für unsere Mitarbeiter in einigen Regionen Wohnungen, die wir günstig an sie vermieten. Dies hilft uns auch, an diesen Standorten neue Mitarbeiter zu gewinnen. Auf Sylt haben wir bereits rund 100 Wohnungen, weitere sind in Planung. In München und Bad Tölz laufen ebenfalls aktuelle Projekte mit Wohnungen für unsere Krankenschwestern und Pfleger, aber auch Ärzte oder andere Fachkräfte. In diesen – für seine hohen Mieten bekannten – Gebieten würde sonst ein unverhältnismäßig hoher Anteil des Gehalts für die Miete benötigt, weshalb wir die Unterkünfte günstiger anbieten. Andere Standorte werden folgen. Wenn wir auf diese Weise Gutes tun, ist dies auch für unser Unternehmen gut. Gleichzeitig müssen wir das steuerliche Dilemma beachten, mit günstigen Wohnungen nicht in die Nähe geldwerter Vorteile für unsere Mitarbeiter zu gelangen, die zu versteuern wären.

Übrigens sehe ich den unterschiedlichen Arbeitsdruck auch im Vergleich unserer Häuser: Die Mitarbeiterzufriedenheit, die wir regelmäßig messen, ist in unseren Häusern je nach Standort durchaus unterschiedlich. Hier zeigt sich erneut, wie wichtig eine nachhaltige und gute Führung eines jeden Hauses ist, die das Vertrauen der Mitarbeiter erwirbt.

Weiterentwicklung der Prävention und Stressmanagement

Mir ist es wichtig, dass wir uns bei Asklepios nicht allein auf die Krankheitsbehandlung konzentrieren. Natürlich sind Früherkennung von Krankheiten und deren Behandlung unser Beruf. Aber auch die Gesundheitsförderung sollte in unserem Fokus sein, damit Menschen, soweit möglich, erst gar nicht krank werden. Der Erhalt der Gesundheit und umfangreiche Präventionsmaßnahmen werden zunehmend fester Bestandteil der Philosophie von Asklepios – und Teil der gesellschaftlichen Verantwortung des Unternehmens.

Viele Erkrankungen tauchen erst im Alter auf. Sie werden allerdings bereits in jungen Jahren angelegt. Schon in unserer Kindheit und Jugend stellen wir oft die Weichen für spätere gesundheitliche Beschwerden oder eben Wohlergehen. Deswegen unterstützen wir viele Projekte zur Gesundheitsförderung von Kindern und Jugendlichen, um etwa über die Gefahren des Nikotin- oder Alkoholkonsums aufzuklären oder zu vermitteln, wie wichtig Handhygiene ist, um die Übertragung von Krankheiten zu unterbinden. Wir klären darüber hinaus über die Folgen von Bewegungsmangel oder schlechter Ernährung auf und führen Projekte durch, die Kindern diese Erkenntnisse früh nahebringen. Ziel ist es, ein verantwortungsbewusstes und gesundheitsgerechtes Verhalten zu fördern. Unterstützt werden diese gesundheitlichen Maßnahmen und Angebote der Kliniken seit 1988 durch die Dr. Broermann Stiftung.

Ich bin zutiefst davon überzeugt, dass jeder von uns sein persönliches Gesundheitsschicksal und damit Lebensschicksal positiv beeinflussen kann. Bewegung, Ernährung und Stressbewältigung sind dabei die drei wesentlichen Säulen. Da war es naheliegend, dass wir bei Asklepios auf freiwilliger Basis für unsere Mitarbeiter umfassende Präventionsangebote etabliert haben. Dafür haben wir im Jahr

2010 in allen Asklepios Kliniken das Programm »Asklepios aktiv« für unsere Mitarbeiter ins Leben gerufen und 84 Präventionsbeauftragte benannt. Unter unseren Angeboten finden sich weitreichende Sport- und Gesundheitsangebote in jeder Klinik. Zur Ernährung finden Kurse, Vorträge und Workshops sowie Kochkurse in den Klinikküchen statt. Zudem bieten wir Hilfe bei der Raucherentwöhnung an. Ein weiterer großer Bereich ist die Stressbewältigung. Hier fördern wir unsere Angestellten aktiv mit Yogakursen, progressiver Muskelentspannung und vielem mehr. Seit einiger Zeit bieten wir allen Asklepios-Mitarbeitern eine telemedizinische Betreuung durch ein sogenanntes EAP (Employee Assistance Programm). Das Programm umfasst auch »härtere Themen«: Mitarbeiter können sich Beratung und Hilfe bei Suchterkrankungen, drohendem Burn-out und ungelösten Konflikten holen. Ferner veranstalten viele Kliniken Seminare zum Umgang mit schwierigen Patienten, denn die gibt es leider auch. Jede Klinik hat, wie gesagt, einen Präventionsbeauftragten, der die unterschiedlichen Angebote in den Kliniken koordiniert.

Gesundheits-Check-up und Beratung zum Gesundbleiben

In den Räumen unserer Hamburger Klinik St. Georg – eines hochangesehenen Akutkrankenhauses mit circa 800 Betten – haben wir ein Modellprojekt eingeführt, das die Prävention in den Vordergrund stellt. Ich habe es Broermann Health genannt, damit man es von Asklepios und der Krankenversorgung differenzieren kann. Zumal ich nicht verhehlen möchte, dass einige Ärzte da auch skeptisch sind. Auf die Schulmedizin lasse ich selbstverständlich nichts kommen, aber sie kann unter den Bedingungen des deutschen Gesundheitssystems nicht alles abdecken. In jedem Fall arbeiten wir aber auch bei Broermann Health nur evidenzbasiert.

Unter Broermann Health wollen wir Führungskräften von Unternehmen einen umfassenden Gesundheits-Check-up mit anschließender Lifestyle-Beratung anbieten mit dem Ziel, die Gesundheit zu erhalten und Erkrankungen möglichst zu vermeiden. Wir machen dort tiefgehende Check-ups und untersuchen unter anderem viel mehr Parameter als üblich. So finden wir wesentlich mehr heraus und können besser sagen, wo ein Krankheitsrisiko besteht. Daraufhin beraten wir die Teilnehmer dahingehend, was sie bei der Lebensführung ändern können, damit ein Krankheitsrisiko möglichst gar nicht erst eintritt, also: Ernährung, Bewegung, Stress, ferner etwaige Schlafprobleme. Diese Check-ups sind preislich nicht massentauglich und kosten bis zu 3000 Euro, je nachdem, was man bereits an Daten mitbringt.

Stressmanagement

Arbeitsmediziner sind sich einig, dass psychische Belastungen heute – vor körperlichen Schwierigkeiten und Umwelteinflüssen – die wichtigste Ursache von Gesundheitsproblemen in Verbindung mit dem Arbeitsplatz sind. Zumal sich Arbeits- und Privatleben immer weniger trennen lassen. Dazu haben wir Connecting Health ins Leben gerufen. Hier geht es um die telemedizinische und psychologische Betreuung von Mitarbeitern in Unternehmen bei oder vor Burn-out, Depressionen und ähnlichen Problemen – und zwar bevor sie in eine Klinik kommen.

Unsere Kunden sind die Arbeitgeber. Mit unseren Telemedizinfirmen Insight und Fürstenberg haben wir im Bereich der Employee-Assistance-Programme einen hohen Marktanteil in Deutschland. Die E-Health-Plattform Minddistrict in den Niederlanden bietet telemedizinische Betreuung in der Psychiatrie an – das erste Mal, dass Asklepios operativ im Ausland tätig ist. Connecting Health unterstützt

Unternehmen durch Präventionsmaßnahmen und die Behandlung von psychischen und somatischen Erkrankungen am Arbeitsplatz. Ziel ist es, bei den Kunden eine achtsame Unternehmenskultur zu etablieren, die Gesundheit der Mitarbeiter zu verbessern und so auch Arbeitsausfälle zu minimieren. Neben dem Engagement des Unternehmens ist darüber hinaus die Selbstverantwortung jedes Einzelnen wichtig. Mit Vorträgen und Workshops für Führungskräfte und Mitarbeiter – etwa zu Achtsamkeit, Schlafen, Burn-out, Stressbewältigung und Entschleunigung – setzt Connecting Health daher auch bei ihnen präventiv an.

Im Ergebnis können wir zu Recht sagen, dass Asklepios viele wertvolle Innovationen in der Gesundheitsversorgung in Deutschland initiiert hat, die dann von anderen Kliniken übernommen wurden. Ein staatliches System allein kann das nicht leisten. Die Mängel und langen Wartelisten des *National Health Service* (NHS) in Großbritannien führen uns dies beispielsweise täglich vor Augen.

TEIL IV

MEILENSTEINE
UND TIEFPUNKTE

Eine Ausschreibung für Krankenhäuser zu gewinnen und daraufhin den verlustreichen Betrieb verantwortungsvoll und mit Augenmaß zu sanieren, das gehört zu den unternehmerischen Kernaufgaben in unserer Branche. Die Umstände einer solchen Transaktion sind fast immer kompliziert, alle Zahlen müssen genau durchleuchtet, die medizinische Ausstattung und Kompetenz eingeschätzt, die Wettbewerber analysiert werden. Da Klinikbetreiber nur durch Zukäufe und so gut wie nicht über Neugründungen wachsen können, gab und gibt es oft einen starken Wettbewerb. Trotz alledem verläuft der Konkurrenzkampf meistens fair. Ohnehin ist es oft besser, sich davon gar nicht erst ablenken zu lassen und sich auf das zu kaufende Objekt und die Substanz und Nachhaltigkeit des eigenen Angebots zu konzentrieren.

Privatisierungen, und das war der überwiegende Teil unserer Erwerbungen, rufen jedoch fast immer auch Widerstand hervor. Das ist verständlich, denn oberflächlich betrachtet ist es nicht unbedingt einsichtig, dass Krankenhäuser komplexe und große Wirtschaftsbetriebe sind, die knappe Ressourcen verwalten. Dagegen ist eine transparente Diskussion von Vor- und Nachteilen wesentlich hilfreicher und kann zu mehr Sachlichkeit und auch Verständnis in der von vielen Vorurteilen geprägten Debatte über Klinikprivatisierungen führen. Über die Jahre kam es für uns jedoch zu einigen unschönen Erfahrungen, wie ich sie in meinem Leben bis dahin noch nicht gemacht hatte. Fakten über die wirtschaftliche Lage, Ausstattung und oft auch medizinische Qualität der Versorgung wurden falsch dargestellt und unterstützten vorhandene Vorurteile, statt Sachverhalte objektiv aufzuklären.

Viele Firmengründer werden übrigens, wie immer unterstellt, keineswegs primär vom Gewinnstreben motiviert. Im Gegenteil: Am Anfang steht die Aufgabe, das Ziel, ein Unternehmen aufzubauen. Der Gewinn kommt oft am Ende und ist eine Notwendigkeit zum Überleben des Unternehmens, denn mit Verlusten kann man keine Gehälter und Rechnungen bezahlen. So auch bei uns: Ich wollte seit meiner Jugend ein sinnvolles Unternehmen im Gesundheitswesen aufbauen, das war meine Motivation, und deswegen haben mich falsche Anschuldigungen auch sehr getroffen.

Ich soll ein Scientologe sein

In der Nordseeklinik auf Sylt lief Anfang der 1990er-Jahre ein ehrgeiziges Bauprogramm. Hier wurden die Akut- und eine Reha-Klinik auf einem vier Hektar großen Gelände nahe am Strand vom damaligen Eigentümer, der Arbeiterwohlfahrt Landesverband Hamburg e. V., umfassend renoviert. Leider hatte sich die Trägergesellschaft beim Bau und beim anschließenden Betrieb übernommen. Wie auch in den Medien beobachtet wurde, waren Schulden von rund 100 Millionen D-Mark aufgelaufen. Nun wollten die Banken kein Geld mehr geben – und es wurde ein Retter gesucht.

Die Nordseeklinik ist ein typisches Beispiel für eines unserer ersten Projekte – jedoch waren die Umstände rund um ihren Erwerb außergewöhnlich. Das Haus gehörte damals, wie gesagt, der Arbeiterwohlfahrt (AWO) Landesverband Hamburg e.V. Der Landesverband Hamburg hatte nur eine begrenzte Finanzausstattung, und die Zukunft der Nordseeklinik war ungewiss. Beim Land Schleswig-Holstein wurde fieberhaft nach einer Lösung gesucht, da die Nordseeklinik das einzige Krankenhaus auf der Insel war. Eine Lösung zu finden, stellte sich aber als sehr schwer heraus, da das Haus hohe Schulden hatte und im laufenden Betrieb Verluste erwirtschaftete. Anscheinend war niemand bereit, da einzuspringen. Wir jedoch – wir standen noch am Anfang – waren expansionswillig und schauten uns das genau an. Schließlich meinten wir, dass wir das hinbekommen würden.

Trotzdem war es ein Wagnis. Ich habe unsere Banken angesprochen und ihnen gleich alle Fakten transparent dargelegt. Bei herkömmlichen Gewerbeimmobilien wäre die Kreditabwicklung sicher leichter gewesen, sofern alles durch Mietverträge und -einnahmen gedeckt ist.

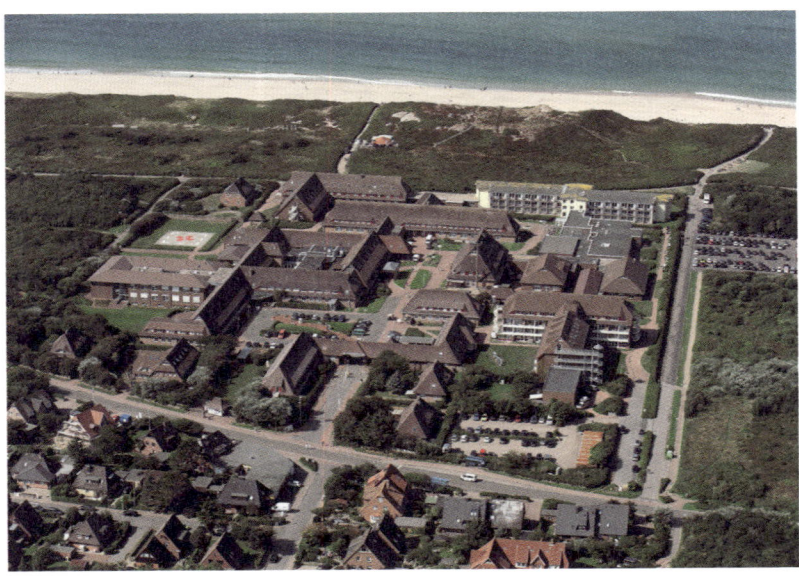

Eine Klinik dagegen funktioniert völlig anders, und am Ende ist es vor allem auch das Vertrauen in die Betreiber, das für eine Krankenhausfinanzierung erforderlich ist. Viel mehr hat man nicht in der Hand, es gibt ja keine Mieter oder vergleichbare Garantien. Wir benötigten 100 Millionen plus eine Summe X für die operative Sanierung, und die Banken waren nach einer umfassenden Prüfung bereit, uns auch in dieser schwierigen Situation zu vertrauen und zu finanzieren. Wir wurden uns schließlich mit allen Beteiligten einig, und die AWO als Verkäufer sowie das Land Schleswig-Holstein waren glücklich, dass eine Lösung zur Rettung der Nordseeklinik gefunden war.

Es war nicht unser erster Kauf, wir hatten ja schon Bad Schwartau, Bochum-Linden und Wiesbaden erworben. Die Betreiber waren froh, dass sie jemanden gefunden hatten, der das Haus übernehmen wollte – und dann noch ein aus ihrer Sicht gelungenes Team, bestehend aus einem Chirurgen und einem Anwalt und Wirtschaftsprüfer. Es war niemand anderes bereit, das Risiko der Nordseeklinik mit ihren hohen Schulden zu übernehmen, und daher unterstützten uns die Verkäufer auch, damit die Transaktion erfolgreich sein würde.

Plötzlich jedoch – mitten in der Kaufphase – bekam ich Anrufe von Krankenhausfachzeitschriften. Sie fragten mich, ob ich Scientologe sei. Ich fiel aus allen Wolken, schließlich bin ich katholisch und hatte mit Scientology nie etwas zu tun! Die Journalisten sagten mir, dass der NDR eine Nachricht gebracht habe, derzufolge ich angeblich Mitglied in dieser Organisation sei. Ich war entsetzt, mein Ruf und die Zukunft der gesamten Firma standen auf dem Spiel. Doch wie sollte ich das Gegenteil beweisen, zumal ich mit jeder noch so vorsichtigen und zurückweisenden Äußerung Futter für eine (weitere) Medienberichterstattung liefern würde? Doch ich musste aktiv werden, also engagierte ich einen Anwalt und dementierte das Ganze gegenüber den Anfragenden. Wir sind presserechtlich gegen den NDR vorgegangen. Schadensersatzforderungen standen im Raum, und es entspann sich ein umfangreicher juristischer Schriftverkehr. Schließlich habe ich vorgeschlagen, dass der

NDR mir sagen sollte, woher das Gerücht kommt – und im Gegenzug würde ich alle Verfahren gegen den NDR einstellen. Ich weiß: Quellenschutz ist im Journalismus ein hohes Gut und unantastbar. Doch hier ging es um Rufmord. Ich wollte wissen, wer sich dahinter versteckte und uns in so verwerflicher Form schaden wollte, um so vielleicht die Unwahrheit der Meldung überzeugender darstellen zu können.

Tatsächlich hat sich der NDR auf diesen im Journalismus völlig ungewöhnlichen Vergleichsvorschlag eingelassen und einen Vergleich mit uns geschlossen. In einem schmucken Hotel in Bad Doberan an der mecklenburgischen Ostsee traf ich auf Veranlassung des NDR die Journalistin, die den NDR informiert hatte. Die Dame kam mit ihrem Hund – und leicht angetrunken. Sie stellte sich als freie Journalistin des NDR vor und legte mir ihre Quelle offen: Herr Malte, Bezirksleiter des ÖTV (Vorgänger von Verdi) Lübeck. Sie vermutete, dass ihre Quelle mit der Meldung verhindern wollte, dass wir die Klinik in Sylt erwarben. Hierbei nahm der Erfinder der Meldung in Kauf, dass unser Ruf dauerhaft geschädigt werden könnte und unser Unternehmen möglicherweise zerstört würde – alles mit einer frei erfundenen Falschaussage. Ein solches Verhalten hatte ich in meinem Leben bis dahin noch nicht erlebt.

Eine berufliche und soziale Vernichtung drohte. Das war eine sehr unangenehme Erfahrung. Die Scientology-Vorwürfe waren mit meinem NDR-Vergleich allerdings nicht aus der Welt. Und in diesem Fall blieb nicht nur das berühmte »Etwas«, sondern zunächst alles hängen. Ich musste die falschen Vorwürfe schnellstens entkräften. Selbstverständlich bedeutete dies eine erneute, zumindest halbwegs öffentliche Thematisierung meinerseits. Auf Anraten der damaligen Leiterin der Arbeitsgruppe Scientology in der Hamburger Innenbehörde, einer ausgewiesenen Spezialistin auf diesem Gebiet, unterschrieben damals alle Führungskräfte von Asklepios, mich eingeschlossen, eine eidesstattliche Versicherung, dass wir nichts mit dieser Sekte zu tun hatten und Scientology keinerlei Einfluss auf Asklepios ausübe. Zudem verpflichtete ich alle neuen Führungskräfte von Asklepios dazu, solch eine Erklärung zu unterschreiben. Kein Scientologe würde dies jemals unterschreiben, sagte mir die Leiterin der Hamburger Behörde, die sich über viele Jahre intensiv mit Scientology auseinandergesetzt hatte.

Die gesamte Branche wusste von den Vorwürfen gegen mich. Noch viele Jahre später wurde ich darauf angesprochen – vor allem im Umfeld von Klinikkäufen oder von Medien – und ich musste mich immer wieder erklären und dementieren.

Parallel jedoch stand nun auch noch der Erwerb der Nordseeklinik an. Hier herrschte großer Zeitdruck. Eine andere Lösung gab es für die alten Betreiber und für Sylt nicht. Daher verschwendete ich meine Zeit nicht darauf – und werde dies auch heute nicht tun –, mich mit der Quelle auseinanderzusetzen. Vielmehr konzentrierten wir uns auf die Übernahme der Nordseeklinik und die Sicherstellung der Gesundheitsversorgung auf Sylt. Diese Erfahrung hat dennoch tiefe Spuren in mir hinterlassen.

Falsche Vorurteile

In den folgenden Jahren mussten wir uns immer wieder mit falschen Vorurteilen gegen uns auseinandersetzen. Im Kern geht es um die einfache populistische Behauptung, die Gewinnorientierung sei der Grund für die personelle Unterbesetzung in unseren Häusern. Diese Aussage ist falsch. Vielmehr ist der Grund für die personelle Unterbesetzung, dass alle Krankenhäuser in Deutschland zu wenig Geld erhalten und aus ihren Erlösen nicht mehr Mitarbeiter bezahlen können. Deshalb ist dies auch keineswegs ein Problem privater Einrichtungen, sondern ein Problem aller Kliniken in Deutschland. Unterbesetzung besteht ebenso bei staatlichen, kirchlichen und anderen gemeinnützigen Trägern.

Die finanzielle Unterversorgung deutscher Kliniken hat vor allem drei Ursachen:

1. Die durchschnittliche Fallvergütung in Deutschland ist nach WHO- und OECD-Daten die geringste unter allen Industrieländern (siehe Abbildung). Auch wenn die Zahlen zwischen den Ländern aufgrund unterschiedlicher Abgrenzungen der Fallpauschalen natürlich nicht eins zu eins vergleichbar sind, so ist die Tendenz der Aussage doch eindeutig. Zu dem gleichen Ergebnis kommen auch ehemalige McKinsey-Mitarbeiter in ihrem 2018 im Springer Verlag in vierter Auflage erschienenen Buch *Modernes Krankenhausmanagement*.

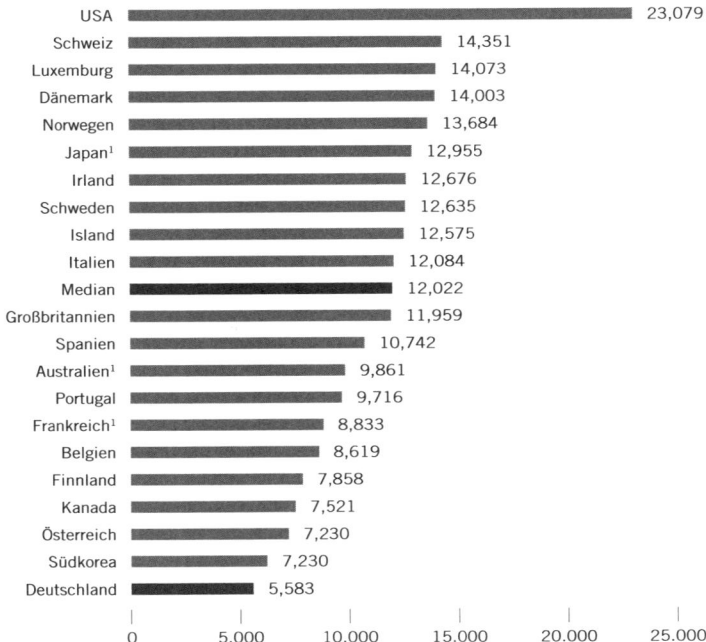

DURCHSCHNITTLICHE FALLKOSTEN IN EURO (KAUFPREISADJUSTIERT), 2016

USA	23,079
Schweiz	14,351
Luxemburg	14,073
Dänemark	14,003
Norwegen	13,684
Japan[1]	12,955
Irland	12,676
Schweden	12,635
Island	12,575
Italien	12,084
Median	12,022
Großbritannien	11,959
Spanien	10,742
Australien[1]	9,861
Portugal	9,716
Frankreich[1]	8,833
Belgien	8,619
Finnland	7,858
Kanada	7,521
Österreich	7,230
Südkorea	7,230
Deutschland	5,583

[1] Zahlen von 2015
Quelle: OECD Health Data 2018

2. Die Bundesländer kommen ihrer gesetzlichen Verpflichtung zur Zahlung der Investitionskosten von Kliniken, der sogenannten Fördermittel, im Durchschnitt nur noch zu weniger als 50 Prozent nach.

3. Die bestehenden Rahmenbedingungen zwingen die Kliniken, etwa 42 Prozent der Zeit ihrer Ärzte und 36 Prozent der Zeit ihrer Pflegemitarbeiter für Bürokratie aufzuwenden. Das ist eine krasse Fehlentwicklung, wenn man bedenkt, dass die ohnehin zu wenigen pflegerischen und medizinischen Mitarbeiter mehr als ein Drittel ihrer Zeit mit Bürokratie verbringen müssen statt am Patienten, wo sie dringend gebraucht werden.

Dieses System der Unterfinanzierung und die erzwungene Bürokratisierung sind die wichtigsten Ursachen für die personelle Unterbesetzung in deutschen Krankenhäusern und auch sicher ein Grund für die daraus folgende Flucht von Ärzten und Pflegern ins Ausland oder in andere Berufe. Hier entlarvt sich auch die Aussage, dass angeblich die Gewinne der privaten Klinikbetreiber für die personelle Unterbesetzung in deren Kliniken verantwortlich sein sollen, als eine leicht zu erkennende Falschaussage. Der Gewinn beträgt bei Asklepios in den letzten Jahren 2 bis 3 Prozent vom Umsatz. Pharmaunternehmen dagegen weisen einen durchschnittlichen Gewinn von 15 bis 20 Prozent vom Umsatz aus. Um in Deutschland eine Vergütung in Höhe des Durchschnitts der Industrieländer zu erreichen, wäre aber eine wesentlich höhere Steigerung der Vergütungssätze erforderlich. Der geringere Gewinn könnte im Übrigen nie das Problem der Unterbesetzung lösen. Dafür sind 2 bis 3 Prozent vom Umsatz viel zu gering. Dazu kommt, dass die Kliniken diese 2 bis 3 Prozent unbedingt brauchen, um die dringendsten Investitionen in Gebäude und Geräte zu bezahlen.

Tatsächlich konnte Asklepios in einem im Jahr 2018 erstellten Gutachten unter Federführung eines angesehenen Wirtschaftswissenschaftlers für seine Hamburger Einrichtungen nachweisen, dass die durchschnittliche Personalbesetzung in den patientennahen Berufen in den Hamburger Asklepios Kliniken höher ist als im Durchschnitt der deutschen Krankenhäuser. Dies ist auch logisch, da Asklepios in den patientenfernen Bereichen wie etwa Einkauf, IT und Bau allein schon durch seine Größenvorteile deutliche Einsparungen gegenüber alleinstehenden öffentlichen Kliniken erzielt. Dies erlaubt es Asklepios, von dem für alle Häuser gleichen Erlös mehr Geld in den patientennahen Bereichen einzusetzen.

TEIL V

SHAREHOLDER, VALUE UND PRIVATISIERUNG

Wir leben in einer Zeit der großen und schnellen Veränderungen. Die soziale Marktwirtschaft, in Deutschland ein hohes Gut, hat nach dem Zweiten Weltkrieg einerseits das Wirtschaftswunder Deutschlands ermöglicht. Andererseits ist die reine Marktwirtschaft in den vergangenen Jahren zunehmend in die Kritik geraten. Diese Entwicklung hat meines Erachtens ihren Ursprung in der Chicagoer Schule des berühmten, 2006 verstorbenen Ökonomen Milton Friedman. Friedman propagierte das Prinzip des Shareholder-Value, das heißt den Gedanken, dass Unternehmen die alleinige Aufgabe haben, für ihre Aktionäre Gewinn zu erwirtschaften. Diese einseitige Betrachtung ist nach meiner Auffassung falsch und auch gefährlich für jede Gesellschaft. Das Shareholder-Value-Prinzip als einseitige Ausrichtung sollte so schnell wie möglich wieder aus dem Denken der Ökonomen, Banken, Wirtschaftsführer und Politiker verschwinden.

Als Krankenhausbetreiber spüren wir diese ungesunde Entwicklung besonders, weil wir einerseits durch die Unterfinanzierung durch den Staat und die gesetzlichen Krankenversicherungen besonders auf den bescheidenen Gewinn von 2 bis 3 Prozent vom Umsatz angewiesen sind, um die Krankenhäuser funktionsfähig zu erhalten und in diesen eine moderne Medizin zu ermöglichen, die aber ständig Investitionen und eben auch Innovationen erfordert. Andererseits sind wir aber genau wegen dieses notwendigen und vergleichsweise geringen Gewinns in der Kritik und populistische Zielscheibe derer, die zwar zu Recht Kritik an dem einseitigen Shareholder-Value-Denken üben, sich aber mit den Krankenhausbetreibern ein populistisches, falsches Opfer ausgewählt haben. Die Leitung einer Klinik in Deutschland ist für alle Träger immer eine Mangelverwaltung, bei der die Erlöse nicht ausreichen, um alle Aufgaben optimal zu erfüllen. Dennoch gelingt es uns, durch eine Zentralisierung der patientenfernen Bereiche, wie Einkauf, Bau, IT und andere, von den zu geringen Erlösen mehr zu den Patienten zu leiten, als dies dem typischen alleinstehenden Krankenhaus gelingt. Und das nutzt unseren Patienten.

Zudem ist es offensichtlich, dass Kliniken ihren Patienten, ihren Mitarbeitern, der Gesellschaft und der Umwelt dienen müssen und dies die Kliniken auch immer besonders prägt. Wenn Einrichtungen diese Erwartungen nicht erfüllen können, so liegt es in der Regel nicht am mangelnden Willen, sondern schlicht an der in Deutschland nun mal gegebenen starken Unterfinanzierung.

Diese breite Verantwortung, die auf Krankenhäuser offensichtlich zutrifft, sollte aber auch für alle anderen Bereiche der Wirtschaft gelten. Wir brauchen eine neue Besinnung auf die soziale Marktwirtschaft mit der Erkenntnis, dass Unternehmen Verantwortung für die Gesellschaft, die Umwelt, ihre Kunden, ihre Mitarbeiter und am Ende auch für ihre Gesellschafter haben. Nur wenn alle beachtet werden, ist ein nachhaltiges Wirtschaften überhaupt möglich.

In einer am 22.10.2021 von der Deutschen Welle veröffentlichten Studie zu Privatisierungen in Deutschland bezeichnet Professor Detlef Sack von der Bergischen Universität die Privatisierung der Deutschen

Post und die Angliederung der Hamburger Landes-Krankenhäuser an die privaten Asklepios Kliniken als positiv für die Patienten: »Hier sei das Angebot an spezialisierten Behandlungen deutlich ausgebaut worden.«

Im *Tölzer Kurier* vom 24.05.2022 bezeichneten Bürgermeister und Stadtkämmerer von Bad Tölz die vor 20 Jahren erfolgte Angliederung des Stadtklinikums an Asklepios als die »beste Entscheidung, die der Stadtrat je getroffen hat«.

Private Krankenhäuser sind der Treiber von Qualität, Innovationen und Wirtschaftlichkeit und erbringen dadurch einen unschätzbaren Nutzen für die Allgemeinheit, in einem System, welches durch staatliche Bürokratie extrem belastet ist.

TEIL VI

ERFOLG

Es liegt mir fern, sichere Erfolgsrezepte zu verkünden, denn Erfolg ist auf vielen ganz unterschiedlichen Wegen erreichbar. Dennoch möchte ich zumindest drei Punkte ansprechen, die in meinen Leben wesentlich waren.

»Parallelität«

Mein Leben war, wie meiner Autobiografie unschwer zu entnehmen ist, angefüllt mit viel, ja sehr viel Arbeit, und ich habe lange um jede halbe Stunde kämpfen müssen und musste viele private Belange zurückstellen, beispielsweise genügend Zeit für die Familie oder die Pflege von Freundschaften aus der Schulzeit, dem Studium und dem Berufsleben. Die Zeit war nie ausreichend, um alle Anforderungen, vor allem die von Asklepios, so zu erfüllen, wie es eigentlich nötig gewesen wäre. Um das Unternehmen aufzubauen und überlebensfähig zu machen, musste ich viele private Opfer bringen.

Dennoch werden sich viele Leser fragen, wie meine vielen Studiengänge und Firmengründungen überhaupt möglich waren: »Wie hat er es geschafft, all diese Dinge auf einmal zu machen? Eine Sache allein ist doch schon Herausforderung genug!« In der Tat gab es in meinem Leben überwiegend Phasen, in denen sehr viele »Mammutereignisse« nebeneinander oder zumindest kurz hintereinander liefen:

- Erstes Juristisches Staatsexamen, BWL-Diplom und Doktorarbeit (1967 bis 1969);
- Wirtschaftsprüferexamen, Zweites Juristisches Staatsexamen und Beratertätigkeit bei Ernst & Young/Whinney (1971 bis 1976);
- Beratungstätigkeit bei Ernst & Young/Whinney, inklusive des Aufbaus einer Krankenhauskette in den USA, meiner eigenen Immobilienfirma Jupiter GmbH und eines US-Immobilienfonds (ab/um 1976).

In der Autobiografie eines Unternehmers erwarten Leser jetzt wahrscheinlich Erfolgsgeheimnisse und Lebensweisheiten. Nun, viele Geheimnisse sind im Grunde sehr einfach: Ich war immer sehr fokussiert. Ich stand und stehe früh auf, und ich beginne auch heute noch den Tag mit Joggen, so wie ich es während der Studienzeit im Berliner Tiergarten oder im Park von Schloss Fontainebleau getan habe. Allerdings war ich immer effizient und hatte ein straffes Zeitmanagement, anders ist all dies natürlich nicht zu bewerkstelligen. Bei meinem BWL-Studium Mitte und Ende der 1960er-Jahre in Berlin besuchte ich wahrlich nicht alle Vorlesungen, was auch gar nicht vorgeschrieben war. Trotzdem habe ich mir den Inhalt der Vorlesungen besorgt, durch Skripten, die verfügbar waren, und dort, wo sie es nicht waren, beauftragte ich – und bezahlte – einen Assistenten des jeweiligen Professors oder Dozenten, mir ein Skript der Vorlesung anzufertigen. Dieses wiederum verkaufte ich über einen Aushang am Schwarzen Brett des Fachbereichs an andere Kommilitonen, die meinen Service dankend annahmen. Von ihnen wiederum bekam ich das Geld, das nötig war, um den Assistenten zu bezahlen.

Ich hatte immer ein klares Ziel vor Augen, das ich konsequent verfolgte. Dabei versperrten viele Hürden meinen Weg, die ich alle überwinden musste. Und ich musste alles parallel umsetzen, weil schlichtweg meine Lebenszeit nicht ausgereicht hätte, all diese Meilensteine nacheinander anzugehen; ich hätte mehrere Leben gebraucht. So hatte ich tatsächlich kaum Zeit zum Innehalten und für Muße, alles musste gleichzeitig passieren – obwohl ich ganz und gar kein hektischer Typ bin.

Parallelität war das eine. Das andere war sicher, dass ich viele Jahre jeden Morgen bei der Arbeit vor neuen Problemen stand, die es zu lösen galt, und das oft sehr schnell. Denn jedes Aussitzen von ungelösten Problemen birgt das Risiko in sich, dass diese Probleme sich verstärken.

Probleme lösen

»Erfolg ist nichts anderes als gelöste Probleme« – so beschreibe ich es oft für unsere Trainees und Nachwuchsführungskräfte und sage unseren Führungskräften in Anlehnung an Kafkas *Das Schloss*: Dieses Problem ist nur für dich. Es ist meine tägliche Erfahrung. Das Leben eines Unternehmers besteht tatsächlich aus dem nahezu täglichen Überwinden von Hürden und Hemmnissen, dem Lösen von Problemen. Ohne das wird ein Unternehmen kaum entstehen und kaum bestehen können. Ich möchte mich an keiner Stelle darüber beklagen. Vielmehr macht gerade das Lösen der Probleme, das Erkennen und das Einleiten von Maßnahmen, diese abzustellen, die Existenzberechtigung eines Unternehmers aus. Sonst könnte ja alles von Maschinen gemeistert werden – oder künftig von künstlicher Intelligenz. Dies wird aber gerade für das Unternehmertum nicht der Fall sein, weil Unternehmertum immer bedeutet, neue innovative Lösungen für Probleme zu finden, die eben nicht aus bestehenden Daten der Vergangenheit abgeleitet werden können. Wichtig ist besonders auch, bei Schwierigkeiten das betroffene Umfeld direkt anzusprechen, vor allem mit allen Entscheidungsträgern offen zu kommunizieren – und das kann auch die Gegenseite sein. Gerade der vertrauensvolle Umgang, selbst bei divergierenden Interessen, zeigte mir immer wieder, dass sich Wettbewerb, höfliche Umgangsformen, ja oft auch gemeinsame Lösungen oder zumindest Kompromisse nicht gegenseitig ausschließen.

Zwei Beispiele für gelöste Probleme:

Bei unserer Jupiter GmbH, die unsere Bestandsimmobilien verwaltet und sie stets auf dem neuesten Stand hielt und hält, drohte beispielsweise um die Jahrhundertwende eine große Belastung unseres Einkaufszentrums, der Louisen Arkaden in Bad Homburg. Dieses lief ganz gut, aber die Bäume wuchsen nicht in den Himmel. Wie alle Einkaufszentren hatte es zudem das Problem, einen guten Mieter-Mix dauerhaft zu sichern. Nun aber machte sich ein Berliner Immobilienentwickler daran, nur wenige Häuser entfernt ein weiteres Center zu entwickeln, und zwar im Alten Landratsamt, das er vom Kreis Bad Homburg gekauft hatte. Beides zusammen war für den Standort schwierig, beide Objekte zielten auf die gleichen Mieter ab, und solche sind für eine Mittelstadt nur begrenzt verfügbar. Ich sprach den Entwickler also an, ob wir nicht vielmehr gemeinsam unseren Teil der Einkaufsmeile, die »untere Louisenstraße«, attraktiver gestalten wollten, um mehr Kunden aus der Region anzuziehen. Im Kern ging es darum, ein einheitliches, größeres Einkaufszentrum zu schaffen, das durch ein abgestimmtes Angebot Kunden aus einer größeren Region anziehen würde, statt zwei konkurrierende Shopping-Center nebeneinander zu schaffen. Wir waren uns schnell einig, das Konzept stand, leider jedoch klappte die Kommunikation zwischen dem Investor und meinem Geschäftsführer nicht so gut, als ich mich anderen Problemlösungen bei Asklepios zuwenden musste. Die bereits erzielte Einigung zerfiel. Entscheidend war wahrscheinlich, dass der Projektentwickler parallel von der Stadt Bad Homburg ein Baurecht für eine

Alleinlösung auf seinem Grundstück in Aussicht gestellt bekam. Er baute ein Konkurrenz-Center und nannte das Ganze Louisen-Center in Anlehnung an unsere Louisen Arkaden. Natürlich versuchte er dann, mit günstigen, aber nicht kostendeckenden Konditionen systematisch Mieter von uns abzuwerben. Und die Angesprochenen forderten, dass wir die Miete auf sein Niveau reduzierten.

Die Lösung war bedauerlich und kannte nur Verlierer: Städtebaulich hat die Stadt nun ein mehrgeschossiges Einkaufszentrum erhalten statt einer städtebaulichen Sanierung der ganzen unteren Louisenstraße, wie wir sie geplant hatten, mit der Folge, dass die wenig attraktiven mehrgeschossigen Nachkriegsbauten am Anfang der Louisenstraße weiterhin das Stadtbild belasten. Das Konzept, das Louisen-Center über mehrere Geschosse zu bauen, ging nicht auf, und wir haben heute ein nicht funktionierendes Center mit häufig wechselnden Mietern statt eines abgestimmten überregionalen Angebots, das dem gesamten Einzelhandel in Bad Homburg zugutegekommen wäre. Der ständige Versuch, Mieter abzuwerben, belastete uns. Das Louisen-Center wechselte seitdem mehrfach den Eigentümer, und wir konnten uns mit den Louisen Arkaden inzwischen klar als das nachhaltig erfolgreiche Center etablieren.

Ebenfalls in Bad Homburg und in Verbindung mit dem Louisen-Center mussten wir 2014 andere Probleme lösen. Nach 30 Jahren endete dort der Mietvertrag der Stadt Bad Homburg für das Kurstift, eine hochwertige private Seniorenresidenz, und die Stadt Bad Homburg wollte den Mietvertrag kündigen, während wir anboten, diesen zu verlängern. Die Stadt plante wohl, die Lasten des defizitären Kurstifts auf uns abzuwälzen, denn das Seniorenwohnheim machte für die Stadt große Verluste, was öffentlich bekannt war und auch den Ruf des Hauses belastete. Dies lag auch daran, dass die Stadtverwaltung nach einem verständlichen, aber nicht funktionierenden Solidarprinzip Bewohner für das Haus aufgenommen hatte mit dem Versprechen, im Pflegefall keine Zuzahlungen leisten zu müssen, außer der Abtretung bestehender Versicherungsansprüche. Dies war gut gemeint, funktionierte aber nur zu Beginn, als niemand oder nur wenige der Pflege bedurften. Es war aber mit an Sicherheit grenzender Wahrscheinlichkeit voraussehbar, dass später, 15 bis 20 Jahre nach Eröffnung, die überwiegende Zahl der Bewohner pflegebedürftig sein würde. Dies löste beachtliche Mehrkosten aus, die durch die vereinbarten Erlöse nicht mehr gedeckt waren, und die Einrichtung machte hohe Verluste. Nun also wollte sich Bad Homburg durch Kündigung des Mietvertrages dieser Last entledigen. Dabei argumentierte man mit einer Gerichtsentscheidung, nachdem bei einer Pflegeeinrichtung die Mieter ja nicht einfach ausziehen können, also der Grundstückseigentümer die Mieter mit ihren Verträgen übernehmen müsse. Es wurden sogar Gutachten aus dem zuständigen Bundesministerium eingeholt. Dabei übersahen allerdings alle Beteiligten, dass diese höchstrichterliche Rechtsprechung nur gilt, wenn der Vermieter kündigt. Hier war es aber der Mieter, die Stadt, die den Mietvertrag nicht fortführen wollte. Wir dagegen wollten nicht kündigen und wollten auch keinen Mieter auf die Straße setzen. Am Ende einigten wir uns auch hier: Wir übernahmen das Haus in den eigenen Betrieb mit allen bestehenden ungünstigen Verträgen, die Bewohner hatten keinerlei Nachteile, und die Stadt zahlte uns einen einmaligen pauschalen Ausgleich für die übernommenen Altlasten. Wir führten das Haus mit viel Arbeit in eine Kostendeckung, konnten den guten Ruf des Hauses wiederherstellen, und das Kurstift hat heute wieder zufriedene Bewohner.

Das Asklepios-Führungsteam

Seit der Trennung von Dr. Helmig bin ich Alleingesellschafter bei Asklepios. Am Anfang war ich durch das Ausscheiden von Dr. Helmig plötzlich auch im täglichen operativen Geschäft gefordert. Doch von Anfang an war ich bemüht, die operative Führung an kompetente Geschäftsführer abzugeben, vor allem, damit ich frei sein würde, um auch künftig die täglich auftretenden neuen Probleme zu lösen.

Heute wird Asklepios von einer fünfköpfigen kompetenten Konzerngeschäftsführung geleitet. Trotzdem bin ich fast täglich mit Angelegenheiten des Konzerns befasst. Nach Bedarf treffe ich mich mit dem CEO und einmal im Monat mit der gesamten Konzerngeschäftsführung. Über alle wesentlichen Punkte, Probleme, strategischen Entscheidungen, Business- und Zukunftsprojekte tauschen wir uns aus. Dabei kommen Anregungen von allen, Vorschläge werden diskutiert, ausgiebig im Hinblick auf alle betroffenen Stakeholder analysiert, und schließlich wird gemeinsam entschieden. Und wenn Entschlüsse getroffen sind, die wir mitgetragen haben, stehen wir alle dazu. Niemals würde ich einem Verantwortlichen in den Rücken fallen, wenn sich später ein Beschluss als falsch herausstellt. Zudem vertraue ich meinen Führungskräften zutiefst, weshalb deren Auswahl natürlich extrem wichtig ist, oder, um es mit Goethe zu sagen: »Im Ersten sind wir frei, im Zweiten sind wir Knechte.«

Daneben haben wir – wie in vielen Unternehmen üblich – einen detaillierten »Zustimmungskatalog«, der aufzeigt, bei welchen Themen ich eingebunden werden muss. Dies ist zum Beispiel auch bei allen neuen Chefärzten der Fall, die wir für unsere Kliniken einstellen. Ich nehme dabei nicht an Bewerbungsgesprächen teil, das ist schon zeitlich gar nicht möglich. Aber ich schaue mir genau die Lebensläufe an, aus denen meiner Meinung nach sehr viel ablesbar ist, wie dies auch die Empfehlung einer meiner Harvard-Professoren war: Was einer in seinem bisherigen Leben gemacht hat, sagt mehr darüber aus, was er wahrscheinlich in seinem künftigen Leben machen wird, als der Momenteindruck eines Bewerbungsgesprächs, auch wenn Letzteres natürlich unverzichtbar ist.

Ich betreibe möglichst kein Mikromanagement, sondern kümmere mich bevorzugt um grundsätzliche und strategische Punkte sowie um ungelöste Probleme, denn die gibt es immer. Mikromanagement funktioniert in meinen Augen nicht und unterminiert eine gute Geschäftsführung.

Wir haben bei uns auch die Devise, dass innerhalb von 24 Stunden eine Antwort oder eine Entscheidung getroffen wird. Die Fähigkeit zu kurzfristigen Entscheidungen ist sicher eine Stärke unseres Unternehmens; Gleiches dürfte auch für viele andere Familienunternehmen gelten.

Mit unseren finanziellen Ressourcen versuchen wir immer sparsam, verantwortungsbewusst und nachhaltig umzugehen. Hierbei stehen Investitionen in die Verbesserung der Patientenversorgung stets an erster Stelle. Jede Form der Verschwendung ist bei uns verpönt.

Auch persönlich versuche ich, Bescheidenheit vorzuleben. Bescheiden bin ich übrigens auch bei Dienstreisen und habe im Übrigen weder einen Privatjet noch eine Yacht und habe mich nie dafür interessiert. Ich lebe im Taunus bei Frankfurt. Dort hat auch meine Holding ihren Sitz, mit der ich Asklepios und die Hotels verwalte und manage. Allein schon zeitlich kann ich es mir kaum leisten, nur wegen eines Zwei-Stunden-Termins in andere Städte zu fahren oder zu fliegen. Da müsste ich ja vier, fünf Ziele am Tag ansteuern. Das meiste erledige ich stattdessen per Telefon, Telefonkonferenz oder E-Mail. Flüge versuche ich zu vermeiden. Die räumliche Trennung zur Asklepios-Zentrale in Hamburg hat den Vorteil, dass jeder von uns seinen Kernaufgaben nachgehen kann. Weder wird der Eindruck erweckt, ich kontrolliere über Gebühr, noch laufe ich Gefahr, dass ich permanent eingebunden werde, nur weil ich gerade da bin.

Ich lasse meinen Führungskräften sehr viel Gestaltungsfreiheit. Für ihre Effektivität und auch, um bei uns Innovation und Exzellenz sicherzustellen und zu entwickeln, sehe ich dies als sehr wichtig an. All das ist für ein funktionierendes Führungsteam von entscheidender Bedeutung. Das Gehalt ist da nur ein Faktor und ab einer bestimmten, branchenüblichen Höhe auch nicht mehr entscheidend. Gleiches gilt für Ärzte. Gute Ärzte sind primär motiviert durch die Möglichkeit, gute Medizin machen zu können, und dafür brauchen sie entsprechende Geräte, bauliche Einrichtungen, qualifizierte Mitarbeiter und ein innovatives und unterstützendes Umfeld. Die Vergütung kommt erst danach.

Wo dies möglich ist, können unsere Chefärzte ihre Nachfolger auswählen. Sie haben natürlich das beste Wissen über die vorhandenen Spitzenmediziner und können bei der Rekrutierung ihres Nachfolgers eine große Hilfe sein.

TEIL VII

UNGEPLANT: HOTELS

Auch so etwas passiert im Leben eines Unternehmers: Plötzlich tun sich Entwicklungen auf, die man vorher überhaupt nicht im Sinn gehabt hat. Es sind Situationen, die sich mitunter völlig ungeplant ergeben. Auf diese Weise bin ich heute auch Hotelier und besitze unter anderem das »Hotel Atlantic« in Hamburg. Doch das Engagement in Hotels ergab sich völlig unabsichtlich aus bestehenden und auch gescheiterten Klinikplänen. Unser erstes Hotel war ein Fünf-Sterne-Hotel in Bad Griesbach, das wir aus der Insolvenz eines sich in den gleichen Gebäuden befindlichen Hotels und einer Privatklinik erwarben. Das nächste Hotel kam in Bad Salzungen in Thüringen hinzu, wo wir eine Reha-Klinik in einem schön gelegenen Altbau erwarben und diesen Altbau später durch einen nahe gelegenen Neubau ersetzten. Da wir keine Nutzung für den Altbau fanden, errichteten wir in diesem Altbau ein Hotel, das sich besonders als Schulungshotel bewährte. Dann kamen die beiden Hotels in Königstein im Taunus hinzu.

»Falkenstein Grand« Königstein

Der schöne Altbau und Park in Falkenstein/Königstein war von mir ursprünglich erworben worden, um dort zwei Kliniken zu errichten. Es erwies sich als Großprojekt mit vielen Herausforderungen, die beim Erwerb noch völlig unbekannt waren. In den 1990er-Jahren plante der Landeswohlfahrtsverband Hessen, den Betrieb der in Falkenstein/Königstein gelegenen Taunusklinik, einer neurologischen Akutklinik, von Königstein in die Landespsychiatrie nach Weilmünster zu verlegen. Gelegen im idyllischen Ortsteil Falkenstein der Stadt Königstein in Hessen, standen die Gebäude und das umgebende Grundstück zum Verkauf. Ich selbst erfuhr aus der Presse vom geplanten Umzug und von den damit verbundenen Verkaufsabsichten, weil die Patienten gegen den neuen Klinikstandort Weilmünster vehement und öffentlichkeitswirksam protestierten. Einige hatten sich angeblich am Hessischen Landtag in Wiesbaden angekettet, weil sie am Standort Falkenstein bleiben wollten. Eine derartig heftige Reaktion auf den Standortwechsel einer Klinik erregte meine Neugier, und so unternahm ich von Kronberg aus einen Ausflug ins nahe gelegene Falkenstein, einen Ortsteil von Königstein im Taunus.

Was ich dort vorfand, erklärte das Verhalten der Patienten. Der 77.000 Quadratmeter große Park und das Gebäude selbst waren (und sind) von beeindruckender Schönheit. Mit insgesamt acht Gebäuden wurde das Ensemble von Kaiser Wilhelm II. als Erholungsheim für seine Offiziere errichtet und 1909 fertiggestellt. Der Kaiser selbst kam zur Eröffnung. Die Parkanlage ließ er durch den bekannten Landschaftsarchitekten Philipp Siesmayer errichten, der als Königlich-Preußischer Gartenbaudirektor und Großherzoglich-Hessischer Hofgarteningenieur einen ausgezeichneten Ruf genoss. Ich war beeindruckt von der Eleganz und Ausstrahlung. Auch die Aktionen der Patienten konnte ich nun nachvollziehen. Die meisten von ihnen litten unter multipler Sklerose, einer Krankheit, die bekanntlich oft schon mit etwa 40 Jahren auftritt und danach von wiederkehrenden Schüben begleitet wird, sodass die Patienten immer wieder in die Klinik zurückkehren müssen. Für sie war die im Park gelegene Klinik eine zweite Heimat geworden, und offensichtlich liebten sie diesen Standort.

Ich traf mich mit den Patienten und versprach ihnen, alles zu tun, was ich könne, um im Park eine moderne neurologische Klinik zu errichten. Die Altbauten plante ich zu einer onkologischen Reha-Klinik umzubauen, da die Gebäude dafür gut geeignet schienen. Darüber hinaus hatten wir in Wiesbaden eine sehr erfolgreiche chirurgisch-onkologische Abteilung, für die es eine Warteliste gab. Diese Abteilung sollte der neuen Reha-Klinik Patienten weiterleiten können, was den angenehmen Nebeneffekt haben würde, dass in Wiesbaden Betten für die Behandlung der Patienten auf der Warteliste schneller frei werden würden und wir so die Wartezeit verkürzen könnten. Der Plan war somit, zwei Reha-Kliniken auf dem Gelände zu errichten und zu betreiben, eine Neurologie in einem noch zu errichtenden Neubau und eine onkologische Reha im bestehenden Altbau. Ich erkundigte mich nach den Möglichkeiten, Versorgungsverträge für beide Klinikbetriebe zu erhalten, und diese wurden mir in Aussicht gestellt. In der Zwischenzeit drängte der Landeswohlfahrtsverband auf eine Kaufentscheidung für die Anlage, weil es auch andere Interessenten gab. Wie so oft im Leben griff ich zu und ging damit ins Risiko, denn die Versorgungsverträge für den Betrieb der beiden Kliniken hatte ich zu diesem Zeitpunkt noch nicht.

Nach Abwicklung des Kaufes Ende der 1990er-Jahre kam jedoch der nahezu versprochene Versorgungsvertrag für die onkologische Klinik nicht zustande, weil inzwischen eines der vielen Kostendämpfungsgesetze erlassen worden war, in diesem Fall das Wachstums- und Beschäftigungsförderungsgesetz, das im Gegensatz zu seinem Titel die Vergabe neuer Versorgungsverträge für die onkologische Reha ausschloss. Nun stand ich vor einem Problem: Ich hatte eine

77.000 Quadratmeter große Immobilie in bester Lage und stark renovierungsbedürftig erworben, aber keine Hoffnung, darin die geplante Klinik umzusetzen. Eine Lösung musste her. Die Idee, eine Altenpflegeeinrichtung im Altbau zu betreiben, scheiterte an den baulichen Gegebenheiten. Es gab durch die Hochparterres des Gebäudes zu viele Treppenstufen für ein Altenheim. Die Einrichtung von Mietwohnungen wäre eine Option gewesen, erwies sich aber damals durch die immensen Sanierungskosten und die aufgrund des Denkmalschutzes nur begrenzt zulässigen Umbauten als unwirtschaftlich. Die Umwandlung in Eigentumswohnungen wäre wahrscheinlich möglich gewesen, hätte aber einen Verkauf bedeutet, was nicht meiner Absicht entsprach und daher für mich ebenfalls nicht infrage kam.

Es verblieb die mögliche Nutzung als Hotel. Obwohl mir klar war, dass das eine Herkulesaufgabe sein würde, entschied ich mich für diese Variante. Allein die Lage nur 25 Minuten von Frankfurt und dem Frankfurter Flughafen entfernt, die Schönheit der Anlage und die reiche Historie des Gebäudes ließen das Projekt lohnenswert erscheinen und sich zum Alleinstellungsmerkmal ausbauen. Mir war jedoch klar, dass es nur dann erfolgreich sein konnte, wenn es uns gelang, die Einrichtung attraktiv zu sanieren, eine hohe Servicequalität zu liefern und vor allem eine solide und zielgerichtete Marketingstrategie für das neue Hotel zu entwickeln. Wir planten, uns mit dem »Falkenstein Grand« im Luxussegment anzusiedeln. Dort ist es schwierig, ein solches Hotel allein zu etablieren. Also schlossen wir einen Franchisevertrag mit Kempinski ab, wodurch wir direkt mit einer Marke werben konnten, die bei unserer Zielgruppe bekannt und beliebt ist. Dieser Schritt und der Aufbau einer starken eigenen Verkaufsabteilung haben ihren Teil dazu beigetragen, dass das »Falkenstein Grand« nach langen Jahren der Pionierarbeit weit über Frankfurts Grenzen hinaus beliebt und erfolgreich ist.

Die Anfänge gestalteten sich kompliziert. Beim »Falkenstein Grand« hatten wir große Startschwierigkeiten. So liegt das Haus am Rande der

Ortschaft, die Straße durch Falkenstein hört im Wald auf, sodass keine Besucher an Falkenstein vorbeikommen, sondern wir jeden Besucher für einen Aufenthalt in Falkenstein motivieren mussten.

Dann hatten wir anfänglich zwar acht Konferenzräume, aber der größte von ihnen fasste gerade einmal 80 Personen. Uns fehlte ein Raum mit einer Kapazität von bis zu 200 Personen, um größere Tagungen entsprechend unserer Bettenkapazität anzuziehen. Viele Buchungen aus dem Business-Bereich scheiterten an den fehlenden Konferenzräumen. Wir fanden dann eine Lösung im alten, nie fertiggestellten Schwimmbad aus Kaiser Wilhelm Zeiten. Dort lag sogar noch ein Reichsadler, der allerdings während der Umbauten abhandenkam. Ich ließ in dem großen und sehr hohen Schwimmbad eine Zwischendecke einziehen und den vorgelagerten Balkon überdachen. So erhielten wir im Erdgeschoss großzügige Flächen für das heutige Ascara Spa & Fitness und im ersten Obergeschoss einen Tagungssaal für bis zu 200 Personen mit einem vorgelagerten attraktiven Pausenraum, mit großen Fenstern auf den ehemaligen Balkonbrüstungen und einem lichtdurchfluteten Glasdach. Mit dem Spa-Bereich konnten wir zugleich einen wichtigen Wunsch unserer häufigen Hochzeitsgäste erfüllen, die Angebote für Massage und Beauty-Behandlungen forderten.

Auch der anfangs in der Lobby des Hotels eingerichtete Barbereich wurde vor allem von Konferenzteilnehmern nicht angenommen. Er war zu eng, lag im Durchgangsbereich und bot dadurch keine Privatsphäre und Ruhe. Schließlich fiel auch das Restaurantangebot anfänglich nicht auf fruchtbaren Boden, und es gab manche anderen Makel, die sich summierten. Umstände des Standortes und unser Mangel an Erfahrung in der Hotelbranche machten sich durchaus bemerkbar und waren eine Herausforderung für uns.

Zusätzlich zu diesen Problemen verließ mich anfänglich Fortuna bei der Auswahl des Managements, und es kamen auch noch operative Schwierigkeiten dazu. In all den Jahren, seit dem Fehlgriff unseres

Geschäftsführers für den Fondsvertrieb damals in München, hatte mir das Glück geholfen, fähige, motivierte und kompetente Manager zu finden. Doch bei diesem Projekt war die anfängliche Personalauswahl schwierig, leitende Mitarbeiter buchten Kundengelder auf ihre Privatkonten und Ähnliches. Auch erwies sich ein Hoteldirektor als Alkoholiker. So wechselten anfänglich mehrfach die Führungskräfte, was uns jedes Mal zurückwarf.

Dabei stand schon der massive Umbau mit einem Finanzvolumen von rund 100 Millionen D-Mark – also bevor wir überhaupt eröffneten – unter keinem guten Stern. Die schlechte Bausubstanz machte erhebliche bauliche Investitionen notwendig. Damals, ähnlich wie heute, gab es allerdings einen großen Bauboom. Keine Baufirma hatte freie Kapazitäten – alle verlangten sehr hohe Preise. Wir suchten im Ausland einen Generalunternehmer und wurden in Frankreich fündig. Doch diese Firma fand in dem desolaten Zustand des Altbaus täglich willkommene Gründe, uns mit Mehrkosten zu überschütten. Eines Tages kam die örtliche Denkmalpflegerin, mit der wir bei vielen anderen Objekten hervorragend zusammengearbeitet hatten, und sagte mir, dass die Qualität der beauftragten Baufirma bei denkmalpflegerisch wichtigen Fragen wie beispielsweise Fensterbeschlägen, Türen oder Türgriffen völlig ungenügend sei. »Wenn Sie mit dieser Firma weiterbauen, Herr Broermann, ist Ihr guter Ruf gefährdet, und ich werden Ihnen die Baustelle stilllegen müssen.« Ich kündigte den Generalunternehmervertrag aus wichtigem Grund und wurde von der Baufirma auf 13 Millionen D-Mark Schadensersatz verklagt. Wir erhoben Widerklage, konnten den Rechtsstreit am Ende mit einer Verurteilung des Generalunternehmers zu unseren Gunsten entscheiden und erhielten eine Schadensersatzzahlung in Höhe von 10 Millionen D-Mark.

Nach der Kündigung des Generalunternehmers suchten wir uns für alle Gewerke einzelne lokale Handwerker. Wir erhielten exzellente Qualität, jedoch stieg unser Steuerungs- und Abstimmungsaufwand erheblich, und alles zog sich durch die Vielzahl der Beteiligten hin. Damit allen der Termin ständig bewusst war, legte ich als Eröffnungstermin des Hotels, leicht merkbar, den 9.9.99 fest – und es klappte.

»Villa Rothschild« Königstein

Während der Neubau der neurologischen Klinik auf dem Grundstück, für die ich einen Versorgungsvertrag bekommen hatte, und der Aufbau des Hotels im Altbau liefen, erreichte mich im Jahr 2004 eine neue bedrohliche Nachricht: Direkt in Königstein plante eine Investorengruppe ein weiteres großes Hotel, nur fünf Minuten von unserem Objekt entfernt, auf dem Gelände des »Hotels Sonnenhof«. Auf dem Grundstück befand sich schon das kleine »Hotel Sonnenhof«, ebenfalls inmitten einer großen Parkanlage von elf Hektar gelegen und architektonisch sehr ansprechend. Der »Sonnenhof« war im Taunus ein angesehenes und beliebtes Hotel, das von den damaligen Pächtern auf einem hohen Niveau geführt wurde. Nun aber standen umfangreiche Investitionen an, die von den Betreibern der Villa und des veralteten Anbaus von 60 Betten nicht erwirtschaftet werden konnten. Daher suchte die Stadt als Eigentümer des Grundstückes nach einem neuen Investor. Dieser Umstand war mir zwar seit einiger Zeit bekannt gewesen, aber ich hatte keine Absicht, ein weiteres Hotel zu erwerben. Denn die Hotels waren ja ein ungeplantes Betätigungsfeld, das ich überhaupt nicht weiter ausbauen wollte.

Was ich allerdings nicht wusste, war, dass die Stadt Königstein mithilfe von Steigenberger Consult bereits Pläne für eine Hotelerweiterung des »Sonnenhofs« entwickelt hatte. Dafür sollte der bestehende Anbau abgerissen und durch drei Neubauten im Park ersetzt werden. Das Konzept sah insgesamt 240 Betten für die Neubauten vor, womit man dann wirtschaftlich arbeiten wollte. Nun hatte die Stadt offensichtlich einen Investor gefunden, der diese Neubauten errichten wollte. An einem Wochenende im Jahr 2004 übergab mir ein Bekannter einen Verkaufsprospekt der Inn Side Gruppe aus Düsseldorf, die auf dem Gelände des »Sonnenhofs« mithilfe von Drittinvestoren ein neues Hotel plante. Sie wollte auf dem Grauen Kapitalmarkt über das Konstrukt eines KG-Immobilienfonds Geld einsammeln. Demnach sollten sogar, zusammen mit dem Altbau, insgesamt 284 Betten entstehen. In der Vergangenheit haben Anleger mit solchen geschlossenen Immobilienfonds oft Geld verloren. Denn den Gewinn machten die Initiatoren der Fonds oft nicht primär mit dem Betrieb der Häuser – die ja schließlich den Fondsinhabern gehören –, sondern mit den Dienstleistungen, die beim Bau der Immobilie und für den Vertrieb des Fonds anfallen. Für die Investoren sind solche Investitionen nicht immer ein gutes Geschäft, weil der eigentliche Betrieb, also die erfolgreiche Bewirtschaftung des Hotels, für die Initiatoren oft nachrangig ist. Damit war für uns ein Preiskampf um die Füllung der Hotelbetten zu befürchten.

Allein schon die Pläne und deren drohende Realisierung waren jedoch genug Gefahr für uns und unser Hotel, egal ob es sich für die Fondseigentümer rechnete oder nicht. Für so viele Betten gab es in Königstein keinen Markt. Unsere 210 Betten des »Falkenstein Grand« hatten zu diesem Zeitpunkt gerade einmal eine Auslastung von 40 Prozent, was für Verluste bei uns sorgte. Nicht auszudenken, wie die Auslastung mit mehr als doppelt so großen Kapazitäten am Ort in einem ähnlichen Segment aussehen würde.

Ich entschied mich für eine Vorwärtsverteidigung und meldete mich selbst als Kaufinteressent für den »Sonnenhof« – und zwar über die Presse. Ich wollte, dass die Entscheider schnellstmöglich von meinem Kaufinteresse erfuhren und ich so einem möglicherweise schon kurzfristig geplanten Notartermin noch zuvorkommen könnte. Es war das einzige Mal, dass ich persönlich und direkt einen Journalisten angerufen und ihm eine Story angeboten habe. Über die örtliche *Taunus-Zeitung* zeigte ich mein Interesse als Investor an, womit ich bei der Stadt und den Stadtverordneten offensichtlich auf Gegenliebe stieß. Mein Vorschlag, den veralteten und sanierungsbedürftigen Anbau des »Sonnenhofs« abzureißen und zunächst ein hochwertiges Boutique-Hotel in der alten Villa zu betreiben, stieß bei der Stadt auf Gegenliebe. Mit meinem Angebot verbunden war der Plan, einen Neubau anzugehen, wenn im »Falkenstein Grand« und in der Altbauvilla des »Sonnenhofs« eine Auslastung von rund 70 Prozent erreicht wäre.

Ich erhielt den Zuschlag für ein 99-Jahre-Erbbaurecht – und hatte nun ein weiteres Hotel, um das ich mich kümmern musste. Meine erste Amtshandlung bestand in der Umbenennung beziehungsweise Rückbenennung des Hauses in »Villa Rothschild«. Damit trug ich der langen und reichen Historie des Gebäudes Rechnung, das früher das Sommerhaus der jüdischen Dynastie Rothschild aus Frankfurt gewesen war. Ich fragte einen der beiden heutigen Familienzweige sogar, obwohl ich dies nicht hätte tun müssen, um die Erlaubnis, das Haus wieder nach ihrem Namen benennen zu dürfen. Aus meinem Ansinnen entspann sich eine gute Zusammenarbeit, und so würdigen wir das Rothschild-Erbe heute in einem eigenen Raum mit erlesenen Rothschild-Weinen. Die Familie war 1938 enteignet worden, das Haus ging in den Besitz der Stadt Königstein über und wurde nach dem Krieg der Familie wieder angeboten. Es blieb dann aber im Eigentum der Stadt Königstein.

Übrigens hat das Haus neben der Rothschild-Vergangenheit noch eine weitere historische Bedeutung. Es wurde von 1948 bis 1949 als Tagungshaus des Parlamentarischen Rates genutzt und in dieser Zeit auch »Haus der Länder« genannt. Es gilt daher auch als eine der Stätten, die als Wiege unseres Grundgesetzes bezeichnet werden, das in Teilen in der Villa Rothschild entwickelt wurde. In diesem Zusammenhang war die Villa Rothschild auch als Sitz des deutschen Bundespräsidenten vorgesehen, sollte Frankfurt die Bundeshauptstadt werden, was bekanntlich der Rheinländer Konrad Adenauer zugunsten Bonns entschied.

Nach der Pandemie-Unterbrechung setzen wir in der »Villa Rothschild« wieder bewusst auf eine sehr gute Küche und auf hochwertige und exklusive Veranstaltungen. Das Hotel zählt mit seinem schönen Park und dem romantischen Ambiente inzwischen zu den exklusivsten und gefragtesten Hochzeits-Locations in Hessen und ist ein beliebter Veranstaltungsort für die Frankfurter Bankenwelt.

»Hotel Atlantic« Hamburg

Völlig ungeplant war ich zu den Hotels gekommen. Zwei hatte ich über den Kauf von Krankenhäusern erhalten, und sie sind unverändert im Bestand von Asklepios. Die beiden anderen, »Falkenstein Grand« und die »Villa Rothschild«, entstanden als Folge eines geplanten, dann aber nicht umsetzbaren Krankenhauses.

Die Hotels liefen viele Jahre neben dem wesentlich größeren Klinikbetrieb nebenher mit, und ich war noch gar nicht dazu gekommen, zu entscheiden, was wir mit den eigentlich nicht zu uns passenden und ja auch nie geplanten Hotels am Ende machen wollten.

Dann half das Schicksal. Der Eigentümer des »Hotels Atlantic« verstarb durch einen tragischen Unfall im Jahr 2010, und das Hotel kam im Jahr 2014 durch seine Witwe zum Verkauf. Der Verkauf des »Atlantic« regte meine Fantasie an, und ich sah plötzlich die Chance, eine kleine Hotelkette aufzubauen, wenn es uns gelingen würde, das berühmte »Atlantic« als Flagship-Hotel für eine solche neue, kleine Hotelkette zu erwerben.

So wurde das »Atlantic« das erste Hotel, das ich bewusst und aktiv kaufte, ein Landmark-Hotel, direkt an der Außenalster in Hamburg gelegen und in meinen Augen ein idealer Grundstein für den Aufbau

einer eigenen kleinen Hotelkette. Es war eine von mehreren Luxus-
herbergen im Eigentum eines Unternehmers, der die Kempinski AG
von der Lufthansa erworben hatte und vor dem späteren Weiterver-
kauf an das Thailändische Königshaus mehrere der Hotelimmobilien
in sein Eigentum überführt hatte. Ich interessierte mich jedoch nur
für das »Atlantic«. Zum einen hatte ich wegen unserer Klinikkette, die
seit 2005 ihren Hauptsitz in Hamburg hatte, einen starken Bezug zur
Hansestadt. Zum anderen wohnte ich – seitdem mir dies meine Fonds-
firma aus der Studienzeit erlaubte – immer im »Atlantic«, wenn ich in
Hamburg war. Das berühmte Gebäude, in dem 1997 auch der James-
Bond-Film *Der Morgen stirbt nie* mit Pierce Brosnan gedreht wurde
und das durch Udo Lindenberg als Dauergast bekannt ist, finde ich
baulich ein perfekt gelungenes Grandhotel. Hinzu kommt die erst-
klassige Lage an der Außenalster in Hamburg. Die oberen Geschosse
und die Zimmer waren erst kurz zuvor umfassend für 25 Millionen
Euro renoviert worden. Ein Investitionsstau und das jahrelange Ver-
säumnis, eben genau dies zu unternehmen, hatten zuvor zu einem
belasteten Ruf des Hauses geführt. Glücklicherweise befand sich aber
nun ein Teil des Hotels in einem sehr guten Zustand. Blieb nur noch
ein harter Wettbewerb mit anderen Bietern, allen voran der Atlantic
Hotel Gruppe aus Bremen, die das Objekt aus naheliegenden Gründen ebenfalls erwerben wollte, zumal sie den Schwerpunkt ihrer gut
ein Dutzend Hotels in Norddeutschland hat. Die Inhaber der Atlantic
Hotel Gruppe hatten einer Bank sogar eine recht hohe Grundschuld
auf dem Grundstück des »Hotels Atlantic« abgekauft. Doch auch hier
waren wir am Ende erfolgreich und erwarben im Jahr 2015 das »Hotel
Atlantic« in Hamburg.

Wie bei allen Übernahmen ging damit die Arbeit erst richtig los.
Zwar waren die Gästezimmer und damit die Obergeschosse in einen
guten Zustand gebracht worden. Der Rest der Einrichtung und somit
die wichtige Infrastruktur waren jedoch teilweise stark renovierungsbedürftig. Hier haben wir inzwischen kräftig investiert. Schließlich

ist die Infrastruktur neben den Zimmern der Kern des Hauses und bildet die Basis für unsere Dienstleistungen. Inzwischen haben wir den Umbau und die Renovierung von Restaurant, Bistro, Bar, Lobby und Küche abgeschlossen. Herzstück ist die berühmte Lobby mit sich anschließender Bar und Innenhof auf der einen Seite und dem berühmten »Atlantic Restaurant« auf der anderen Seite der Lobby. Auch im »Atlantic« ist es mir – wie in allen Häusern – wichtig, dass eine eigene Rubrik »Health-Food« im Angebot ist. Hier haben wir im Frühjahr 2019 nach dem Vorbild des »Grill & Health« in der »Villa Rothschild« das neue Restaurant »Atlantic Grill & Health« eröffnet, mit modernen Grillspezialitäten und vegetarischen und veganen Gerichten. Hanseatisch geprägt und mit Fokus auf die Region ist es eine gute Ergänzung zum »Atlantic Restaurant«, dem Gourmetrestaurant des Hauses.

Wie so oft nach umkämpften Ausschreibungen hatte deren Ausgang keinerlei Folgen für den persönlichen Umgang mit den Wettbewerbern, wobei man sich oft gar nicht kannte, ja meist nicht einmal weiß, wer überhaupt Mitbieter ist. Hier jedenfalls weilte der Inhaber der Atlantic Hotel Gruppe, unser Hauptwettbewerber, einige Zeit später im Taunus, wohnte in unserem Hotel in Falkenstein, und wir lernten uns kennen. Hierbei bot er mir an, das »Atlantic« zu kaufen, wann immer ich dazu bereit sei. Ich lernte ihn als ausgesprochen versierten und begabten Kaufmann kennen und schätzen und kann von Glück sprechen, diesen Wettbewerb gegen ihn gewonnen zu haben.

Broermann Health & Heritage Hotels

Es war immer mein Lebenstraum, ein Medizinunternehmen aufzubauen. Meine Hotels erhielt ich förmlich per Zufall. Nun aber wollte ich auch diesen Bereich systematisch weiterentwickeln. So gründete ich nach dem Kauf des »Atlantic« – des dritten Hotels, das zu meiner kleinen Hotelgesellschaft und nicht zu Asklepios gehören sollte – eine eigene kleine Hotelkette: Broermann Health & Heritage Hotels. Wir wollen eine eigene Hotelmarke entwickeln. Diese Hotelmarke soll das Branding prägen, wobei ich für den Vertrieb auf große Netzwerke zurückgreife. Dies ist vor allem deshalb wichtig, weil die einschlägigen Buchungsplattformen mehr und mehr Hotels in ihrer Belegung stark beeinflussen.

Mit Broermann Health & Heritage Hotels plane ich, sofern sich weitere Gelegenheiten bieten, weitere Hotels hinzuzukaufen, die zu diesen Attributen passen, das heißt, bestehende »Heritage«-Hotels in Deutschland, Österreich, der Schweiz und vielleicht auch in Europa an ausgewählten Standorten zu suchen. So erwarb ich Ende 2017 im schweizerischen Montreux das »Grand Hotel Suisse Majestic«. Es ist ein herrlicher Altbau aus der vorletzten Jahrhundertwende, liegt direkt am Genfer See und bietet einen fabelhaften Blick auf den See und die französischen Alpen.

Der vorherige Eigentümer, ein Bauingenieur aus Lausanne, hatte es direkt vor dem Verkauf entkernt und komplett renoviert. Das war eine seltene Chance, denn viele Hotels der Jahrhundertwende sind zwar wunderschön, aber stark renovierungsbedürftig. Was mich aber neben dem einmaligen Ausblick beeindruckte, ja verblüffte: Er hatte alles genau so renoviert und gestaltet, wie ich es getan hätte. Die Stoffe, die Materialien, das Licht, die Farben, bis hin zu den Armaturen der Duschen – alles entsprach oft bis ins Detail dem, was auch ich für sinnvoll erachte. Für unsere Hotels habe ich eine Liste mit Designregeln erarbeitet, und sie hat große Übereinstimmungen mit den tollen Ideen meines Vorgängers in Montreux.

Dabei lässt mich auch bei den Hotels der Gesundheitsgedanke nicht los: Vegetarische Gerichte sind beileibe nichts Neues mehr, aber auch sie kommen bei uns nun ergänzend immer auf die Karte. Daneben werden wir überall, wo möglich, den Spa- und Fitnessbereich über das in Hotels übliche Maß ausbauen, mit Schwerpunkten wie etwa Yoga und Rückengymnastik. Mein Faible für Einrichtungen und Design beinhaltet ebenfalls Ideen für mehr Gesundheit und Hygiene in Hotels. Bei der Zimmereinrichtung werden wir zum Beispiel, wo immer möglich, bei Renovierungen Holzfußböden legen lassen, weil diese eine bessere Hygiene ermöglichen und auch gleich eine gute Atmosphäre erzeugen. Bei allen Hotels und Zimmern, die wir umbauen, werden wir zudem die Möglichkeiten schaffen, nachts vollständig den Strom abzuschalten. Die Auswirkungen von Elektrosmog und Ähnlichem sind zwar noch nicht erforscht. Eine substanzielle Diskussion darüber zu führen ist schwierig, und ich bin auf dem Gebiet auch kein Experte. Aber jeder, der möchte, sollte in unseren Hotelzimmern, die dafür bereits umgestellt worden sind, nachts alles abschalten können und unbelastet von möglicherweise schädlichem Elektrosmog sein. Mit diesen und vielen weiteren Gedanken hoffen wir, künftig unseren Gästen mehr »Health« für ihren Hotelaufenthalt zu bieten. Mit dem Wort »Heritage« in unserem Namen sprechen wir die schönen Altbauten aus der Jahrhundertwende an, die uns wegen ihrer Schönheit und ihres außergewöhnlichen Ambientes besonders interessieren. Unsere Hotels sind bis jetzt alle »Heritage«-Hotels, die um 1900 errichtet wurden.

Wie bereits beschrieben ist das Ziel der persönlichen Gesundheit untrennbar verbunden mit der Absicht, die Umwelt gesund zu erhalten oder zu helfen, sie wiederherzustellen – und deshalb wird auch auf diesem Geschäftsfeld beides unser Ziel und Anliegen sein.

TEIL VIII

BEGINN DER PRÄVENTION UND DER DR. BROERMANN STIFTUNG

Nach der Entdeckung des Buches von Adelle Davis hat mich der Gedanke nicht mehr losgelassen, dass jeder durch die Änderung seines Lifestyles sein persönliches Gesundheitsschicksal entscheidend beeinflussen kann. Es war ein fantastischer Gedanke, dass wir durch die Änderung unserer Ernährung, durch Sport und Bewegung, durch das Erlernen von Techniken zur Stressvermeidung und zur Sicherung eines gesunden Schlafes viele Krankheiten vermeiden können und so eine Chance haben, ein besseres Leben mit weniger Krankheit zu führen.

Ich habe seit Entdeckung des Buches viel Literatur zu diesem Thema verschlungen, denn natürlich gibt es im Detail, besonders zu dem wichtigen Punkt Ernährung, sehr viel und auch oft kontroverses Wissen. Diese Literatur und viele Gespräche mit Medizinern, Ernährungswissenschaftlern und anderen Spezialisten haben mein Wissen im Laufe der Jahre immer weiter vertieft. Da die Erkenntnisse mich auch persönlich überzeugten, habe ich diese natürlich ebenso in mein eigenes Leben und in das meiner Familie integriert.

Das tägliche Joggen war schon seit dem Ende meines Studiums mit dem täglichen Lauf am Lietzensee fester Bestandteil meines Lebens geworden, ohne dass ich damals, am Beginn, überhaupt über die positiven Gesundheitswirkungen nachgedacht habe, ich hatte nur die Absicht, fit für mein Examen zu werden. Der regelmäßige Besuch des Fitnesscenters und die täglichen Gymnastikübungen kamen später hinzu, als ich lernte, dass man zum Beispiel mit bestimmten Übungen zur Stärkung der Rückenmuskulatur einen Bandscheiben-vorfall oder andere Rückenprobleme mit hoher Wahrscheinlichkeit vermeiden kann.

Letztere Erkenntnis führte auch dazu, dass wir die Katharina-Schroth-Klinik in Sobernheim erworben und 1995 in schöner Lage am Wald neu gebaut haben. Die Asklepios Katharina Schroth Klinik ist ein Haus, das vollständig auf die konservative Therapie von Skoliose-Erkrankun-gen spezialisiert ist, also Fehlstellungen der Wirbelsäule, die besonders häufig bei jungen Menschen ab zehn Jahren diagnostiziert werden. Traditionell wurde Skoliose durch eine Operation zur Begradigung der Wirbelsäule behandelt. Der Eingriff ist schwer und erfordert oft Folge-eingriffe. In Bad Sobernheim und inzwischen auch in Bad Salzungen behandeln wir die Skoliose nur konservativ, durch eine sehr intensive Gymnastik und mit großem Erfolg. Hierdurch kann für viele Patienten der schwere und oft folgenreiche Eingriff einer Skoliose-Operation ver-mieden werden; aber, wie häufig in der Medizin, nicht immer, und in einigen Fällen gibt es keine Alternative zu einem operativen Eingriff.

Bei der Ernährung war es ähnlich. Zunächst stellten wir die Ernäh-rung in unserer Familie komplett um, auf viel Gemüse, Obst und Vollkornprodukte und unter starker Reduzierung von zuckerhaltigen Produkten wie Softdrinks, kaum Weißmehl und wenig rotem Fleisch.

Sylvia, meine erste Frau, wurde eine glühende Anhängerin einer gesunden Ernährung, und Titia, meine jetzige Frau, hat mich mit ihrem Wissen über gesunde Ernährung und die medizinischen Zusammenhänge überholt. Wir sind alle Überzeugungstäter in Sachen einer gesunden Ernährung und eines gesunden Lifestyles geworden.

Natürlich stellte sich für mich die Frage, wie ich diese Erkenntnis auch anderen Menschen zugänglich machen und in die Medizin einbringen kann. Die Dr. Broermann Stiftung, die ich 1988 ins Leben gerufen habe, hat die Aufgabe, Präventionsangebote für Schulen, Mitarbeiter und natürlich für die Allgemeinheit aufzubauen, wozu wir einen eigenen Fernsehsender, Health TV, gegründet haben.

Wir haben dies punktuell aufgebaut, sind aber noch nicht annähernd da, wo wir hinwollen. Auch wurden gute Programme immer wieder durch Wechsel der tragenden Personen oder wie jetzt durch die Pandemie unterbrochen.

Neben Sobernheim findet die Prävention auch langsam Eingang in unsere klinischen Angebote, so in Triberg im Schwarzwald, wo wir durch ein gezieltes Laufangebot gute Erfolge dabei erzielen, die Bildung von Metastasen, zum Beispiel bei Brustkrebs, deutlich zu reduzieren, oder in Hamburg, wo wir das Medicum MVZ der durch NDR- und WDR-Fernsehsendungen bekannten »Ernährungs-Docs« erworben haben. Die Ernährungs-Docs haben sich einen überregionalen Ruf erworben, Krankheiten durch Ernährungsumstellungen teilweise zu heilen oder aber zumindest durch einen positiven Verlauf zu unterstützen.

Schließlich haben wir begonnen, die Erkenntnisse der Prävention, wie oben beschrieben, auch in unseren Hotels einzuführen. So bietet beispielsweise die Speisekarte aller unserer Hotels immer auch leichte, gesunde und pflanzlich basierte Gerichte an wie Artischocke mit Ziegenkäse, gegrillte Avocado oder den Superfood-Salat.

Nach meiner Auffassung sollte die Prävention einen deutlich wichtigeren Platz in der Gesundheitsversorgung einnehmen. Wir haben uns entschlossen, hier mit gutem Beispiel voranzugehen und die Prävention als festen Bestandteil unserer Bemühungen für eine bessere und nachhaltige Gesundheitsversorgung zu fördern.

Prävention und Umwelt

Die Gesundheitserhaltung ist untrennbar verbunden mit der Erhaltung unserer Umwelt. Ohne gesundes Wasser, ohne gesunde Luft, ohne Vermeidung von Giften, die über Pflanzen und Tiere in unseren Körper eindringen, und ohne alle anderen Wege der Umwelterhaltung kann auch die Gesundheit nicht bewahrt werden. Deshalb ist es das Anliegen meiner Stiftungen, neben einer optimalen Gesundheitsversorgung bestmöglich zur Gesunderhaltung und zum Umweltschutz beizutragen. Ich möchte im Folgenden einige kleine Beispiele geben, wie dies, oft auch bereits mit kleinen Beiträgen, anwendbar ist.

Die Dr. Broermann Stiftung

Der Gedanke, dass die Gesunderhaltung am Anfang stehen sollte, ist in der Medizin nicht neu. So wird aus dem alten China überliefert, dass der Arzt nur dann eine Vergütung von seinen Patienten erhielt, wenn der Patient gesund blieb.

Hippokrates von Kos weist uns mit seiner Maxime »Vorbeugen ist besser als heilen« den Weg. Hippokrates, der um 400 vor Christus als Arzt gewirkt haben soll, brachte es mit diesen Worten auf den Punkt.

Paracelsus schließlich werden die Worte zugeschrieben: »Eure Medizin sei eure Nahrung, eure Nahrung sei eure Medizin.«

Meiner Meinung nach ist die Gesundheit ein Gebiet, in dem ein Einzelner sein Leben und seine Zukunft fast immer stark beeinflussen kann. Vorbeugen ist die Handhabe jedes Einzelnen, auf sein persönliches Gesundheitsschicksal positiv einzuwirken. Auch wenn niemand das Ausbleiben von Erkrankungen versprechen kann, haben wir heute das Wissen, um das Risiko vieler Erkrankungen deutlich zu senken. Viele dieser Möglichkeiten sind sehr einfach. Dennoch fehlt es häufig an den nötigen Kenntnissen oder an der Einstellung. Besonders junge Menschen haben oftmals noch nicht die Chance gehabt, sich eine eigene Meinung zu bilden. Was aber Kinder und Jugendliche in frühen Jahren über Krankheiten und deren Ursachen, Ernährung, Bewegung und Suchtpotenziale erfahren, kann sie ihr gesamtes Leben lang schützen. Davon bin ich überzeugt.

Die Präventionsarbeit und die Gesundheitsaufklärung sollten idealerweise sehr früh anfangen, damit sie Wirkung erzielen können und sich falsche Abläufe und Lifestyle-Angewohnheiten erst gar nicht einschleichen. Die Vermittlung dieser Gedanken ist nach unserer Erfahrung etwa bei elfjährigen Schulkindern besonders erfolgreich, also auf der Basis einer gewissen Reife und kurz vor den Ablenkungen der Pubertät. Wir haben hier mit unseren Angeboten für die Schulen in Einzelfällen sehr schöne Ergebnisse erzielt. Anfangs war ich skeptisch, ob die Schulen solche Angebote überhaupt annehmen würden, aber sie waren davon begeistert. Die Themen sind dabei nicht nur die richtige Ernährung und Bewegung, sondern auch Alkohol, Drogen und Notfallversorgung.

Wir planen, die Arbeit der Stiftung deutlich auszubauen.

Die Prävention ist eine Einstellungs- und Motivationsfrage. Eine Einstellung zu einer Sache setzt sich nach heutigem Verständnis der Psychologie aus drei Komponenten zusammen: einer rationalen (kognitiven), einer emotionalen (affektiven) und einer Verhaltenskomponente. Es ist also mehr erforderlich als nur die reine Vermittlung von Wissen und das alleinige Ansprechen der rationalen Komponente. Daher legen wir großen Wert auf die Kombination von Erleben und Information. Mit meiner Stiftung möchte ich dieses wertvolle Wissen für Kinder spielerisch und kind- und jugendgerecht vermitteln, und so heißt das Stiftungsmotto auch: »Gesund sein ist cool ... gesund bleiben auch!« Eine gezielte Krankheitsprävention schon in jungen Jahren entlastet auch die Ausgaben unseres Gesundheitssystems und sollte deshalb unbedingt ein wesentlicher Baustein unserer Gesundheitspolitik sein.

Ergänzend habe ich in meiner Heimatstadt Damme die Dr. Broermann Stiftung Damme gegründet. Oft erinnere ich mich an prägende Ereignisse und Persönlichkeiten aus meiner Kindheit und Jugend, die meine berufliche Entwicklung direkt beeinflussten, meine Liebe zu Damme und zu meiner Heimat wachhielten und selbst aus der Ferne noch intensivierten. In den Räumen des städtischen Gymnasiums soll die Dammer Stiftung die Gesundheitsaktivitäten für die Kinder und Jugendlichen koordinieren, auch diese Aufgabe steht allerdings noch weitgehend vor uns.

Passend dazu kam noch die Dr. Broermann Stiftung Königstein, eine zweite regional ausgerichtete Stiftung in meiner Wahlheimat Königstein im Taunus. Zusammen mit den Schulen in Königstein möchten wir in meiner Wahlheimat ebenfalls dazu beitragen, dass junge Menschen frühzeitig an eine gesunde Lebensweise herangeführt werden. Auch hier liegen die Aufgaben noch vor uns.

Wie funktioniert jetzt unsere Arbeit? Nun, die Dr. Broermann Stiftung fördert den Aufbau von Kooperationen, die Fortsetzung bereits erfolgreicher Projekte und Neugründungen von Patenschaften mit Bildungseinrichtungen für Kinder und Jugendliche. Dabei fördern wir auch unabhängig von uns bereits bestehende Projekte. Die geförderten Programme ergaben sich zumeist aus den Asklepios Kliniken.

Fit mit Felix: eine Erfolgsstory aus Höxter

Von Ermüdungserscheinungen keine Spur. Felix Fit hat sich auch mit 25 Jahren seine quirlige Jugend bewahrt: Mit dem grünen Sitzball und dem farblich abgestimmten Stirnband begeisterte der Junge mit den Sommersprossen allein in den vergangenen zehn Jahren mehr als

500.000 Kinder mit seiner Bewegungsschule. Felix Fit ist das Gesicht eines Leuchtturmprojekts, entwickelt an der Asklepios Weserberg-land-Klinik in Höxter.

Der Psychologe Dr. Harald Stübs ist einer der Väter von Felix Fit. Und er erinnert sich noch genau an die Geburtsstunde: »Bei einer Veranstaltung fragte uns eine Mutter nach einem Sitzkeil für ihre neunjährige Tochter.« Das gehe ja wohl gar nicht, war seine Reaktion: »Das Kind braucht keinen Sitzkeil, sondern eine Bewegungsschule!« Die Idee war geboren. Der Grundgedanke: Spaß an der Bewegung vermitteln. Das längst patentrechtlich geschützte Erfolgskonzept geht über die medizinischen Fachdisziplinen hinweg. Seit knapp drei Jahrzehnten schult das Felix-Fit-Team nun bundesweit Kursleiter – etwa Physiotherapeuten und Sportpädagogen. Diese wiederum bringen Grundschulkindern den Spaß an der Bewegung näher und bieten auch Elternabende an. Meist haben sie das *Felix-Fit-Buch* (Bell Verlag, Halver) und die dazugehörige DVD im Gepäck – mit jeder Menge Übungen für Kraft und Koordination, die eigene Körperwahrnehmung und auch für die Entspannung.

Bis 2011 waren die Multiplikatoren auch in Kitas unterwegs. Das ist wegen der Abschaffung der Prävention für Kinder unter sechs Jahren gesetzlich so aber nicht mehr möglich. »Die verschiedenen Gesundheitsreformen haben Felix Fit das Leben erschwert«, sagt Dr. Stübs. Das findige Felix-Fit-Team bildet daher seit 2012 kurzerhand Kita-Erzieherinnen und -Erzieher zu Kursleitern aus. So können die Felix-Fit-Projekte in den Einrichtungen von den Mitarbeitern selbst organisiert werden – inzwischen sind etwa 300 bundesweit dafür qualifiziert. Insgesamt gibt es mittlerweile mehr als 2500 Multiplikatoren. Laut Dr. Stübs werden diese dringender benötigt denn je: »Kinder werden heute mit dem Auto überall hingefahren, aus Bequemlichkeit und Zeitmangel der Eltern«, beklagt er. »Außerdem werden Freiflächen zugebaut, Bewegungsräume fehlen, und es gibt neue Medien, wobei vor allem die Computerspiele ihren schädigenden Einfluss auf unsere Kinder ausüben.« Die Folgen des Bewegungsmangels sind gravierend: Haltungsschäden, Koordinationsstörungen, Herz-Kreislauf-Schwächen, Übergewicht.

Das Motto von Felix Fit lautet heute genauso wie vor mehr als 25 Jahren: »Mach mit bei Felix Fit – Bewegte Kinder«.

In der Pandemie kam Felix Fit genauso wie viele andere Aktivitäten zum Erliegen. Die Gründer von Felix Fit sind zwischenzeitlich auch in Pension, und wir haben uns seitens der Stiftung entschieden, diesen guten Ansatz aus Höxter erneut zu aktivieren und zu fördern und den Aufbau eines nachhaltigen Programms, welches die Bewegung von Kindern zum Ziel hat, zu unterstützen.

Das gesunde Pausenbrot

Es macht fit, schlau und gute Laune. Dr. Reinhild Link und die Initiative »gesundekids« sorgen dafür. Für Ernährungswissenschaftlerin Link ist es ein Farbenspiel: »Braun, weiß und bunt soll es sein, das gesunde Pausenbrot. Also: Vollkorn, Milch – Obst und Gemüse.« Das ist einer der Slogans der Wiesbadenerin, wenn sie Kinder in Schulen besucht oder Fitness-Rallyes in Kliniken initiiert – und dabei gegen die alarmierenden Frühstücksgewohnheiten in deutschen Familien kämpft.

»Die Tendenz ist, dass 30 Prozent der Kinder zu Hause gar nicht frühstücken. 25 Prozent bekommen kein Pausenbrot von ihren Eltern mit – sondern viele nur Geld. Davon kaufen sie sich dann beim Bäcker süße Stückchen«, sagt Link. »Da entstehen keine fitten und leistungsfähigen Kinder.« Sie hat bei ihrer Überzeugungsarbeit festgestellt, dass man mit dem Argument »Leistungsfähigkeit« die Kinder und Eltern viel besser erreicht, »als wenn man sagt: Wir wollen vor Übergewicht schützen«.

Die selbstständige Ernährungsexpertin ist Beauftragte der 2006 gegründeten Rotary-Initiative »gesundekids«. Immer wieder ermöglichte

»gesundekids« Erstklässler-Frühstücke, bei denen an einem Morgen 2000 hessische Erstklässler Pausenmahlzeit-Zutaten bekamen. Link hofft auf Nachhaltigkeit, auch mithilfe der Politik: »Schulen bekommen vom hessischen Kultusministerium ein Zertifikat ›Ernährung‹, wenn sie die Aktion wiederholt auch im Lehrplan aufnehmen.« Die Stiftung schickt zudem seit 2007 immer wieder Schüler auf Fitness-Rallyes durch Kliniken. Dafür öffneten zum Beispiel die Kliniken in Bad Sobernheim und Langen sowie das Wiesbadener Asklepios Gesundheitszentrum die Türen.

Bei den zehn Mitmachstationen geht es neben dem Pausenbrot unter anderem um den Body-Mass-Index und um Zahnkontrolle, und die entsetzten Kinder erfahren, wie viele Zuckerwürfel in einem halben Liter Eistee oder Cola stecken – 17 Stück! »Softdrinks sind unsere Dickmacher Nummer eins«, warnt Link. Sie treibt bereits das nächste Projekt voran: Wassertrinkbrunnen für Schulen.

Auch das Programm des gesunden Pausenbrotes kam mit der Pandemie zum Erliegen, aber wir haben die feste Absicht, es weiterzuentwickeln.

Die gesunde Ernährung ist neben der Bewegung eine tragende Säule der Prävention und gerade bei Kindern und Jugendlichen besonders wichtig. Für einen Erfolg brauchen wir Mitgestaltung und Miterleben, hierfür eignen sich Kochkurse an den Schulen besonders gut.

»Hier wird geknutscht und geknetet«

MiniAnne, Rauschbrille und Hygienetraining – auch die Hamburger Asklepios Kliniken haben auf umfangreiche Präventionsangebote gesetzt. Zahlreiche Kooperationen mit Kitas und Schulen sind so entstanden.

Sie waren alarmierend, die Ergebnisse einer Umfrage des Büros für Suchtprävention der Hamburger Landesstelle für Suchtfragen:

Jugendliche in Hamburg sind besonders stark gefährdet, Süchte zu entwickeln. Denn das Einstiegsalter für Rauchen, Alkoholkonsum und Cannabis war im Vergleich zum Bundesdurchschnitt besonders niedrig. Für die Mediziner der Hamburger Asklepios Kliniken ist das keine überraschende Nachricht. Mit ihren umfangreichen Präventionsangeboten hatten sie längst die Initiative ergriffen. Der Negativtrend hat sich inzwischen wieder relativiert, wie eine spätere Befragung ergab.

Viele dieser Angebote haben sich längst fest in der Hamburger Präventionslandschaft etabliert, etwa der Gesundheitstag in der Asklepios Klinik Barmbek. Dazu wurden ein bis zwei Mal im Jahr jeweils mehr als 100 Schüler in die Klinik eingeladen. Im weitläufigen Lichthof des Krankenhauses absolvieren die Jugendlichen einen Parcours. Vor allem von den sogenannten Rauschbrillen, mit denen ein Zustand von etwa 1,3 Promille Blutalkohol simuliert wird, sind die Jugendlichen beeindruckt. Dafür sorgen nicht nur der verschwommene Blick und die damit verbundenen wackeligen Beine, sondern auch eine Fahrt mit einem Bobbycar unter Rauschbedingungen. Auf dem Programm stehen zudem gesunde Ernährung sowie – in Kooperation mit dem Asklepios-Großlabor Medilys – Hygieneaufklärung.

Fester Bestandteil dieses Gesundheitstages sowie zahlreicher anderer Präventionsveranstaltungen war auch die Herz-Lungen-Wiederbelebung. Das war immer ein großer Spaß, da die Jugendlichen das mit der MiniAnne trainieren, einer arm- und beinlosen Spezialpuppe. »In Deutschland wird immer wieder beklagt, dass die Menschen sich nicht mehr an Wiederbelebung trauen«, erklärte der damalige Konzernbereichsleiter Medizin & Wissenschaft, Professor Dr. Heinzpeter Moecke, der das Projekt nicht nur in Hamburg, sondern auch darüber hinaus auf den Weg gebracht hat. »Kinder mit elf, zwölf Jahren aber sind offen, sich auf Neues einzulassen, und haben Lust, so etwas zu lernen«, so der Mediziner. Entscheidend sei, dass niemand den Jugendlichen Vorträge halte, sondern sie aktiv ausprobieren lasse.

Dazu stellen die Kliniken jedem Kind eine eigene MiniAnne für etwa 30 Euro zur Verfügung. »Die können sie dann sogar mit nach Hause nehmen«, sagte Professor Dr. Moecke, der inzwischen leider verstorben ist und an den wir uns aber weiter gern und mit großer Hochachtung erinnern.

Dadurch erreiche dieser Erste-Hilfe-Kurs nicht nur einen einzigen Schüler, sondern im Schnitt zweieinhalb bis vier Personen. »Manchmal bekommen wir dann zu hören: ›Da wird wieder geknutscht und geknetet‹«. Doch das Training mit der MiniAnne, für das ehemals Moecke und nun seine Kollegen jeweils für eine Stunde in Schulen gehen, hat noch einen ganz anderen Effekt. »Die Jugendlichen stellen fest: ›Ich kann etwas. Ich kann Leben retten‹«, erzählte er. Das gebe vielen ein enormes Selbstwertgefühl – ebenfalls ein Aspekt der Gewalt- und Drogenprävention.

Das Erste-Hilfe-Programm kam in der Pandemie zum Erliegen. Auch hier haben wir uns entschlossen, dieses sinnvolle Programm wiederaufzunehmen und durch die Stiftung und für die Hamburger Kinder und Jugendlichen nachhaltig zu fördern.

Mitarbeiterprävention

Wenn ich schon ein überzeugter Anhänger der Prävention für mich und meine Familie bin, so war es naheliegend, die positiven Wirkungen der Prävention auch unseren Mitarbeitern bei Asklepios zu vermitteln. Hierzu haben wir bei Asklepios rund 80 Präventionsbeauftragte benannt. Sie haben den Auftrag, unsere Mitarbeiter bei Asklepios davon zu überzeugen, dass sie ihr eigenes Gesundheitsschicksal positiv beeinflussen können, wenn sie die Erkenntnisse der Prävention in ihrem eigenen Leben umsetzen. Nach anfänglicher Skepsis haben unsere Mitarbeiter dieses Angebot mit großer Begeisterung angenommen, und wir haben eine Vielzahl von Präventionsangeboten für die

Belegschaft an unseren Kliniken etabliert. Hierbei entscheiden die Mitarbeiter selbst, welche Angebote ihnen am meisten zusagen, ob sie sich beispielsweise einen Fitnessraum wünschen und/oder gemeinsame Kochkurse für gesunde Ernährung und/oder einen regelmäßigen Lauftreff oder andere Angebote bevorzugen.

Wir konnten im Jahr 2018 erstmals die Vielzahl der Präventionsangebote in einem eigenen Präventionsbericht von 115 Seiten zusammenfassen.

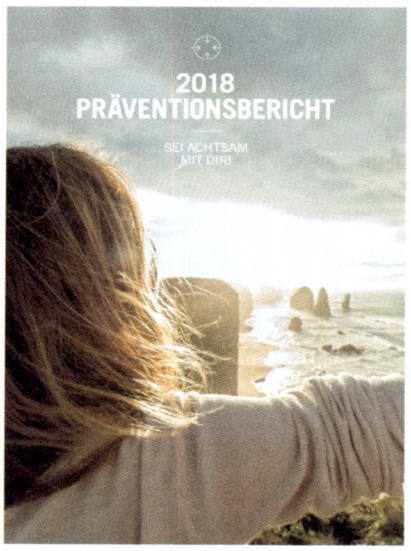

Health TV

Für das Thema »Gesund bleiben« wollte ich auch die breite Bevölkerung begeistern. Daher hatte ich mich entschlossen, durch Asklepios einen Spartenfernsehsender für Prävention zu gründen. Der Sender arbeitet inzwischen erfolgreich unter Youtube.

All unsere Maßnahmen der Prävention werden allein von uns und ohne jede staatliche Unterstützung finanziert. Mit Unterstützung durch den Staat oder die gesetzlichen Krankenversicherungen könnten wir die Wirkungsbreite von Health TV wesentlich ausweiten und pro investierten Euro eine hohe Wirkung für die Volksgesundheit in Deutschland erreichen.

movival®

45 Minuten tägliches Joggen reduziert die Metastasenbildung bei Brustkrebs um 56 Prozent, so eine Studie der Universitätsklinik Saarbrücken. Die Gefahr von Brustkrebs kann so überraschend deutlich verringert werden. Der Arzt, der mir einst die viel beachtete Studie mit diesen Erkenntnissen vorgestellt hat, ist Dr. Thomas Widmann. Ich war beeindruckt von seinem Engagement, und so habe ich ihn direkt gefragt, ob er zu uns kommen möchte. Heute leitet er unsere onkologische Reha-Klinik in Triberg im Schwarzwald. Regelmäßige Bewegung ist eine Säule der Prävention, und so hat Widmann mit movival® eine App entwickelt, die dies überwacht und dazu motiviert. Mit Unterstützung von movival® können Patienten, die eine Krebserkrankung und -therapie hinter sich haben, ihr Rückfallrisiko verringern – und Gesunde ihr Erkrankungsrisiko vermindern.

Eine stationäre Krebstherapie fordert Patienten und ihrem Umfeld das Maximum ab. Ist die Krankheit besiegt, beginnt für alle ein ganz neuer Lebensabschnitt – irgendwo zwischen der Freude über den Behandlungserfolg und der Angst, der Krebs könnte wiederkommen. »Eine Frage stellen mir alle Krebspatienten bei ihrer Entlassung: ›Was kann ich selbst tun, um mein Krebsrückfallrisiko zu senken?‹«, erzählt Dr. Thomas Widmann, Chefarzt der Asklepios Klinik Triberg und Facharzt für Innere Medizin, Hämatologie und Onkologie sowie

Sozialmedizin. Seit 2017 kann er eine konkrete Antwort geben – der Weg ist Bewegung, der Wegbegleiter das von ihm entwickelte Programm movival®.

Bewegung von A bis Z

Mehr als 70 internationale Studien zum Thema Krebs und Bewegung haben gezeigt, dass Krebspatienten durch Bewegung ihr Rückfallrisiko wesentlich verringern können. Diese Erkenntnisse setzt movival® in einer Applikation fürs Smartphone und einem Internetprogramm in die Praxis um. Das Prinzip: movival® unterstützt Patienten dabei, ihre individuellen Bewegungsziele zu erreichen, die anhand sogenannter movival®-Punkte dokumentiert werden. Dabei geht es um jede Form von Bewegung, von A wie Angeln über Hausarbeit, Spazierengehen und Radfahren bis hin zu Z wie Zumba. Darüber hinaus bereitet das Programm zum Beispiel Neuigkeiten aus der Krebswissenschaft verständlich auf. In der Asklepios Klinik Barmbek kommt movival® seit Kurzem bereits während der stationären Therapie zum Einsatz – und das kostenlos. Dr. Widmann berichtet: »Erste Erfolge sieht man relativ schnell. Zum Beispiel ist das Fatigue-Syndrom, also die lang andauernde Erschöpfung, bei movival®-Nutzern deutlich geringer ausgeprägt.«

Ein Jungbrunnen für Telomere

Ein häufiger Auslöser von Krebs sind Veränderungen an den Endstücken der Chromosomen, den sogenannten Telomeren. Mit steigendem Alter verkümmern diese Enden zunehmend, wodurch die Wahrscheinlichkeit von Chromosomenbrüchen steigt, die zu bösartigen Zellveränderungen führen. Durch regelmäßige körperliche

Bewegung werden im menschlichen Körper Enzyme aktiviert, durch die sich die Telomere stabilisieren. Konkret aktiviert Bewegung ein Enzym namens Telomerase und stabilisiert dadurch das Genom. »Bewegung wirkt hier wie ein Jungbrunnen«, so Dr. Widmann. »Das ist gleichzeitig eine gute Nachricht für alle gesunden Menschen: Durch Bewegung kann auch schon das Auftreten von Krebs reduziert werden«, erläutert der movival®-Gründer.

Psychosoziale Relevanz

»Etwas Bewegung senkt das Krebsrückfallrisiko etwas, und mehr Bewegung senkt das Krebsrückfallrisiko deutlich. Mit insgesamt 25 movival®-Punkten pro Woche steigt die Wahrscheinlichkeit, gesund zu bleiben, um bis zu 40 Prozent«, sagt Dr. Widmann und bringt damit die Wirkung seiner App auf den Punkt. Und das Programm ist auch unter psychosozialen Gesichtspunkten relevant: »Nach Therapien wie Chemo oder Bestrahlung, die jeder Patient ja passiv über sich ergehen lassen muss, kann er oder sie nun aktiv und eigenverantwortlich handeln. Dieser positive Effekt auf die psychische und damit auch unmittelbar auf die körperliche Gesundheit des Patienten ist zentral«, erläutert Dr. Widmann.

Die neue Zertifizierung als Medizinprodukt garantiert die hohe Sicherheit von movival®. Damit, so hofft Dr. Widmann, rückt das Programm in den Fokus der Kranken- und Rentenkassen – Stichwort Kostenübernahme. »Mit movival® können Fachärzte die gesundheitliche Entwicklung ihrer Patientinnen und Patienten individueller nachverfolgen, Erkrankungen schneller erkennen und präventive Maßnahmen anpassen. Das hilft, Kosten zu reduzieren und Gesundheit neu zu denken«, sagt Erfinder Widmann. Diese Überlegungen fördern auch die Weiterentwicklung von movival® für die Prävention und Therapie anderer weitverbreiteter Leiden wie chronischer

Lungenkrankheiten oder Diabetes Typ 2. Denn auch hier gilt: Bewegung macht alles besser.

Die Ernährungs-Docs

Als vor wenigen Jahren die medicum Hamburg MVZ GmbH zum Verkauf stand, haben wir uns natürlich mit Asklepios beworben und waren erfolgreich, sodass die Ernährungs-Docs heute zu Asklepios gehören. Die Ernährungs-Docs haben durch ihre Bücher und Fernsehauftritte einen hohen Bekanntheitsgrad erreicht und engagieren sich mit viel Leidenschaft und Erfolg für eine gesunde Ernährung. Nach ihren Aussagen haben drei Viertel aller Erkrankungen eine ernährungsbedingte Ursache oder zumindest Mitverursachung und können teilweise allein durch eine nachhaltige gesunde Ernährung wieder geheilt werden. Die Ernährungs-Docs engagieren sich hierbei in ihren Fernsehsendungen mit vielen Beispielen von Erkrankten, die ihr Gesundheitsschicksal durch eine indikationsbezogene Ernährungsumstellung wesentlich verbessern konnten. Wir sind stolz, dass wir von Asklepios auch hierdurch einen Beitrag zu einer gesünderen Ernährung leisten können.

TEIL IX

EIN NEUES GESUNDHEITSSYSTEM IN DEUTSCHLAND

1. Bestehendes Gesundheitssystem

Die letzten 40 Jahre der Gesundheitspolitik waren gekennzeichnet durch ein ständiges Ringen der politischen Akteure, die stetig ausufernden Kosten im Gesundheitswesen durch immer neue gesetzliche Änderungen in den Griff zu bekommen. Dies ist im Kern gescheitert. Die Kosten stiegen bis zur Pandemie im Schnitt um 3 Prozent pro Jahr, geschuldet überwiegend den tariflichen Steigerungen, die DRGs (Diagnosis Related Groups – diagnosebezogene Fallgruppen), also die Vergütungen der Krankenhäuser, erhöhten sich dagegen nur um ca. 1 Prozent pro Jahr. Die Folge war Unzufriedenheit auf allen Seiten: Die Krankenhäuser mussten die fehlenden Erlössteigerungen durch Einsparungen und mehr Fälle ausgleichen, was ihnen von allen Seiten Kritik bescherte, und die Kosten im Gesundheitswesen stiegen, getrieben durch höhere Fallzahlen, zum Verdruss der Politik und der gesetzlichen Kassen immer weiter.

Eine teilweise Ausnahme von dem Sparzwang machten die Krankenhäuser mit öffentlich-rechtlichen Trägern, bei denen die Verluste von den Trägern einfach aus Steuermitteln bezahlt wurden, was nichts anderes als eine Ungleichbehandlung von kirchlichen und privaten Krankenhäusern einerseits und öffentlich-rechtlichen Krankenhäusern andererseits ist. Diese Ungleichbehandlung wird bis heute fortgesetzt und natürlich fehlen den kirchlichen und privaten Krankenhäusern diese Mittel. Das zwingt sie verstärkt, Einsparungen vorzunehmen. Dieser entscheidende Punkt wird in der öffentlichen Diskussion fast immer ausgeblendet und führt zu einer unehrlichen Diskussion.

In puncto Gesundheitspolitik können wir feststellen, dass die gesetzlichen Änderungen, die sich im Wesentlichen auf die Form der Krankenhausvergütung bezogen, das Kostenproblem im Gesundheitswesen nicht lösen konnten. Egal ob die Vergütung der Krankenhäuser über tagesgleiche Pflegesätze oder wie aktuell nach DRGs erfolgte. Das Ergebnis blieb immer gleich: Trotz zum Teil massiver bürokratischer Kontrollen, wie derzeit bei den DRGs, die Kosten stiegen weiter. Übrig bleibt ein unterfinanziertes Gesundheitssystem mit Rekorddefiziten bei den Krankenkassen und Krankenhäusern und ein Patient, der bei seiner Odyssee durch das fragmentierte Gesundheitssystem alleingelassen wird.

Eine Besonderheit bildet der englische *National Health Service* (NHS), ein zu 100 Prozent staatliches Gesundheitssystem, bei dem am Ende ein Teil der Patienten keine ausreichende Versorgung mehr zu erhalten scheint, weil die Patienten auf der Warteliste sterben, was sich dann natürlich als »Kosteneinsparung« in der Statistik zeigt. So weit sind wir in Deutschland nicht und können uns über die bessere Versorgung freuen.

2. Staatliche Gesundheitsversorgung und Bürokratie

Die Gesundheitsversorgung ist hochkomplex und konnte bisher nirgendwo auf der Welt durch eine staatliche Bürokratie auch nur ansatzweise im besten Interesse der Patientenversorgung gelöst werden. Im Gegenteil: Je mehr Bürokratie, je mehr der begrenzten Ressourcen für rein bürokratische, überwiegend Abrechnungsaufgaben verwendet werden mussten, desto unbefriedigender wurde das Ergebnis. In Deutschland werden derzeit unter dem DRG-Regime ca. 40 Prozent der Zeit von Ärzten und Pflegekräften für die Abrechnungsbürokratie verbraucht, und diese Zeit fehlt dann natürlich am Patienten, ein riesiges vergeudetes Potential an ärztlicher und pflegerischer Betreuung.

Das ganze bürokratische System wird in Deutschland dann noch zusätzlich durch eine weitere Bürokratie belastet, weil nach dem System der dualen Finanzierung nur ca. 90 Prozent der Kosten der Krankenhausbehandlung durch die gesetzlichen Kassen erstattet werden und die ca. 10 Prozent der Kosten, die auf Abschreibungen für langlebige Wirtschaftsgüter entfallen, nach dem Krankenhausfinanzierungsgesetz aus dem Jahr 1972 durch die sogenannten Fördermittel der Länder zu bezahlen sind. Dies bedeutet in der Praxis, dass alle Investitionen über die Finanzministerien der Länder beantragt werden müssen und dann die Vergütungen in einem aufwendigen Prozess durch die beim Finanzminister angesiedelten Fördermittelbehörden der Länder ausbezahlt und hinsichtlich der sachgerechten Verwendung kontrolliert werden. Diese duale Finanzierung durch Pflegesätze und Fördermittel leistet sich meines Wissens nur Deutschland.

Im Fazit können wir festhalten, dass die Probleme des Gesundheitssystems nicht über bürokratische Kontrollen lösbar scheinen und alle großen Neuankündigungen in der Praxis immer wieder gescheitert sind.

Auch die aktuellen Pläne der sogenannten »Lauterbach-Reformen« dürften leider in wesentlichen Teilen scheitern. So soll über die bestehenden Regelungen zur Ausgliederung und der Erstattung der Pflegekosten und der Erstattung der DRGs und Fördermittel zukünftig noch ein Teil der Vergütung durch sogenannte Vorhaltepauschalen bezahlt werden. Die hierdurch ausgelösten Abgrenzungsprobleme sind in der Praxis immens und würden die Bürokratie erneut erhöhen. Die neu geplanten Versorgungsstufen der Krankenhäuser würden nach Aussage des Chefs der erfolgreichen und angesehenen evangelischen Krankenhausgruppe Aglapesion zu einer Zerstörung der deutschen Krankenhauslandschaft führen und insbesondere viele mittelgroße Krankenhäuser, das Rückgrat der deutschen Krankenhausversorgung, zur Aufgabe zwingen. Die Versorgungsstufen würden über viele Jahre gewachsene und erfolgreiche Strukturen von Einweisern und Kliniken zerstören, viele erfolgreiche und gesuchte Spezialabteilungen zum Schließen zwingen und erhebliche Investitionen vernichten.

3. Ursache der Probleme im Gesundheitswesen

Die vielen leidvollen und gescheiterten Versuche, die Gesundheitssysteme über eine staatliche Bürokratie in den Griff zu bekommen, sollten Grund genug sein zum Innehalten und darüber nachzudenken, warum denn bisher alle diese Versuche gescheitert sind.

Die Antwort ist überraschend einfach: Alle Änderungsvorschläge beziehen sich im Kern immer auf neue Regeln zur Vergütung mit dem Ziel, diese so gering wie möglich zu halten. Dieser Denkansatz aber, alles auf die Vergütung für die Diagnostik und Therapie abzustellen, ist fundamental falsch. Wir sollten uns an einen überlieferten

Grundsatz der alten chinesischen Medizin erinnern: Danach musste ein Patient seinen Arzt nur so lange bezahlen, wie er gesund war, und der Patient war während einer Erkrankung von allen Zahlungen an seinen Arzt befreit. Dies ist ein völlig anderer Denkansatz, der die Gesundheitserhaltung des Patienten in den Vordergrund stellt und nicht die Form der Vergütung.

Hier liegt ein entscheidender Strickfehler des bisherigen Systems, weil das jetzige System Arzt und Kliniken Anreize gibt, möglichst viel zu behandeln. Dies führt oft zu dem Vorwurf, Ärzte und Kliniken würden unnötige Diagnosen oder Therapien durchführen, um mehr abrechnen zu können.

Ein unter diesem Gesichtspunkt gutes Gesundheitssystem sollte, wie das System der alten Chinesen, dem Arzt oder der Klinik keine Fehlanreize geben.

Genau dies tut aber unser heutiges DRG-System.

Die Finanzierungs- und Vergütungsmethode auf Basis der DRGs ist ein Klassifikationssystem für ein pauschaliertes Abrechnungsverfahren der Krankenkassen und seit 2003 in Deutschland DIE Basis für die Kostenerstattung. Sie hat damals die Bezahlung nach Tagessätzen abgelöst. Mit DRG werden die Krankenhausfälle Gruppen zugeordnet. Grundlage dafür sind Haupt- und Nebendiagnosen oder demografische Daten wie Alter oder Geschlecht. Doch diese Methode hat sich nicht bewährt. Dazu kommt, dass die Bemessung der Pauschalen in Deutschland auf der Grundlage des verfügbaren Gesamtbudgets erfolgt – nicht nach den tatsächlichen Kosten der Behandlung.

Dr. med. Bernd Hontschik, Chirurg und Publizist, schrieb im November 2018 in der *Frankfurter Rundschau* über die Phase der DRG-Einführung unter dem bezeichnenden Titel »Totalschaden«: »Es dauerte nicht lange, bis sich in den Krankenhäusern ein völlig veränderter Umgang mit den Erkrankten entwickelte, ja zwangsläufig entwickeln musste. Denn nur dasjenige Krankenhaus, das mit möglichst geringen Kosten in der Lage war, Kranke in möglichst kurzer

Zeit abzufertigen, machte nun Gewinne; wer sich aber auf zeitraubende, empathische Medizin einließ, der machte Verluste. Unternehmensberater, eine bislang in Krankenhäusern völlig unbekannte Berufsgruppe, wuselten plötzlich in allen Krankenhäusern, in jeder Abteilung, auf jeder Station herum. Sie prüften, ob, wo und wie viel an Personal gespart werden konnte. Die Frage war nicht: Was braucht der Kranke? Sondern: Was bringt er uns ein? Die Frage war nicht: Wie viele Ärzte und Pfleger werden für eine gute Medizin gebraucht? Sondern: Wie viele Stellen können wir streichen?«[*]

Zum Ergebnis stellt Hontschik fest: »Die Liegezeit hat sich inzwischen halbiert, die Zahl der Patienten ist um ein Fünftel gestiegen, gleichzeitig wurden 60.000 Stellen in der Pflege gestrichen.«[**] Die Bezahlung pro Fall hat mit dazu geführt, dass die Anzahl der Fälle, also Behandlungen, Eingriffe, Untersuchungen und Ähnliches, hierzulande viel höher ist als anderswo, weil die Vergütung eben so knapp bemessen ist, dass einige Akteure durchaus versuchen (müssen), durch Masse zu überleben. Günther Jonitz, seit 1999 Präsident der Berliner Ärztekammer, sagte denn auch: »Wären die DRGs ein Medikament, so müsste man sie mit sofortiger Wirkung vom Markt nehmen. Alle versprochenen Wirkungen sind ausgeblieben, und alle Nebenwirkungen sind eingetreten.«[***]

Zudem setzt die heutige Finanzierungsmethode nirgendwo Anreize, dass alle Akteure den größten und wichtigsten Faktor in den Vordergrund stellen, nämlich, dass die Patienten möglichst gesund bleiben und gar nicht erst krank werden. Dies geht nur durch systematische Prävention und Aufklärung über einen besseren Lebensstil, also gesündere Ernährung, Sport/Bewegung, Stressbewältigung, gesunden Schlaf und andere Lifestyle-Faktoren.

---

[*]   *Frankfurter Rundschau*, 17.11.2018: »Totalschaden«
[**]   ebenda
[***]   ebenda

Wäre strukturierte Vorsorge nicht auch heute schon eine Aufgabe für die Hausärzte und niedergelassenen Ärzte? Eindeutig, sie findet aber wegen des Konstruktionsfehlers des Systems nicht oder kaum statt. Natürlich kümmern sich die Ärzte darum und geben Hinweise. Dies geschieht jedoch meistens im Rahmen einer Behandlung oder weil der Patient aus freien Stücken in die Praxis kommt, wo ihm aufgezeigt wird, was er künftig besser/anders machen soll – aber nie systematisch und vor allem BEVOR Menschen zu Patienten werden. Ärzte werden von den gesetzlichen Krankenversicherungen nach Pauschalen bezahlt und können – je nach Fachgebiet – nur überleben, indem sie ihre Kassenpatienten schnell durchschleusen. Dann können sie nur hoffen, dass ein paar Privatpatienten kommen, die gebührend zahlen, damit das Ganze wirtschaftlich überhaupt geht. Wenn die Ärzte eine vernünftige Pauschale bekommen würden, bräuchten sie die Patienten nicht wieder kommen zu lassen. Alle beschweren sich, dass nicht genügend Pflegekräfte in den Kliniken beschäftigt werden und dass zu viel behandelt wird, aber durch das System werden dafür die Ursachen gesetzt. All dies ist eine riesige Fehlsteuerung als Folge eines falschen Vergütungssystems.

Am Anfang einer Entwicklung eines besseren Gesundheitssystems sollte die Neuausrichtung der Vergütung für Ärzte, Kliniken und Therapeuten stehen. Hierzu gibt es viel Erfahrungen und viel wissenschaftliche Untersuchungen.

Die Kostenerstattung in unterschiedlichen Ausprägungen hat sich nicht bewährt, es besteht weder ein Anreiz für eine qualitativ hochwertige Leistung noch ein Anreiz zu einer wirtschaftlichen Verwendung der eingesetzten Ressourcen. Die Mängel des Gesundheitssystems, die auf Kostenerstattung beruhen, belegen dies täglich.

Hinzu kommt im deutschen DRG-System ein gleichermaßen hoher Aufwand für Ärzte des medizinischen Dienstes der Krankenkassen, die die Rechnungen der Leistungserbringer prüfen, die Mitarbeiter, die den Abrechnungsprozess verwalten, und Richter, die über die vielen Klagen, die über den Streit zwischen Krankenhaus und Leistungserbringer geführt werden, urteilen müssen.

Ein in der Praxis kafkaeskes System, bei dem Ärzte und Pfleger und Gegenprüfer der Kassen einen viel zu großen Teil ihrer Zeit mit Abrechnungen verbringen, statt Patienten zu behandeln.

Das DRG-System war eine Fehlentscheidung und sollte insgesamt und nicht nur in Teilen abgeschafft werden.

Ideal wäre eine Vergütung, die an der Qualität der Versorgung gemessen wird. Hierzu gibt es viele wertvolle wissenschaftliche Untersuchungen, aber eine für alle Leistungsbringer umsetzbare Lösung gibt es meines Wissens nicht und dürfte auch eine Idealvorstellung bleiben, die in der Praxis nicht erreichbar ist.

Andererseits gibt es Modelle, die in verschiedenen Ländern erfolgreich eingesetzt sind, bei denen die Vergütung sich pauschal nach der Zahl der versorgten Patienten richtet.

Hierzu werden Verträge mit großen Kliniken oder Verbünden von Leistungserbringern geschlossen, nachdem diese die komplette Versorgung für eine bestimmte Versichertenanzahl in einer Region übernehmen und die Vergütung sich pauschal nach der Zahl der versorgten Patienten richtet.

Die oben beschriebenen Fehlanreize für unnötige Eingriffe und Fehlleistungen für Bürokratie entfallen im hier vorgestellten System. Es gibt weder Anreize für Mehrleistungen noch einen großen Aufwand für die Erstattung der Abrechnungen, diese werden sehr einfach pauschalisiert und die Abrechnungsbürokratie entfällt.

Damit ist der Kernkonflikt gelöst: Kein Arzt, keine Klinik und kein Therapeut hat noch irgendwelche Anreize, möglichst viele Patienten abzurechnen. Die Vergütung ist fix für jeden Versicherten pro Monat.

Übersetzt auf unsere Lebenswirklichkeit sollten wir zu der Erkenntnis kommen, dass Gesundheitsleistungen nicht durch die Zahl und den Umfang der diagnostizierten und therapierten Erkrankungen vergütet werden sollten, denn diese haben keine Grenzen, sondern durch patientenbezogene, monatliche, fixe Pauschalen. Dies hat den entscheidenden Vorteil, dass der Teufelskreis von immer mehr Fällen und immer geringeren Vergütungen pro Fall endet. Dies ist der entscheidende Schlüssel: keine Vergütung für Zahl und Höhe der behandelten Fälle, sondern stattdessen eine einfache, fixe monatliche Zahlung pro Patient mit minimalem bürokratischem Aufwand.

Lassen Sie mich hieraus die weiteren Grundlagen für ein neues und besseres Gesundheitssystem ableiten, bei dem die Gesundheit des Patienten wieder im Mittelpunkt steht und nicht die Vergütungsregeln wie derzeit im DRG-System.

4. Das neue präventive Gesundheitssystem

Ein neues präventives Gesundheitssystem könnte auf Grundlage der nachfolgenden Kerngedanken aufgebaut werden.

1. Monatliche pauschale Vergütungen statt Einzelabrechnungen der erbrachten Leistungen. Automatisch gäbe es keinen Anreiz mehr zu Mengenausweitung und die Abrechnungsbürokratie könnte weitestgehend entfallen, mit der Folge, dass Ärzte und Krankenschwestern die wiedergewonnene Zeit für den Patienten verwenden könnten.

Automatisch würde damit fast die doppelte Zahl an Arzt- und Pflegestunden für die Patienten zu Verfügung stehen. Ein unschätzbarer Segen für Patienten, Ärzte und Pflegekräfte, die ja am Patienten arbeiten möchten und nicht in einer Abrechnungsbürokratie, die keinem Patienten hilft. Es verbleibt die alles entscheidende Frage, wie man die Elemente eines solchen neuen Gesundheitssystems praxistauglich umsetzen kann.

Denn auch die in der Vergangenheit eingesetzten Vergütungssysteme erfolgten in bester Absicht, egal ob es um Kostenerstattung, tagesgleiche Pflegesätze oder DRG ging, nur in der Praxis zeigten alle Systeme später große Mängel, wie aktuell am Beispiel der DRGs zu sehen.

Die Wirkungen unterschiedlicher Gesundheitssysteme lassen sich durch einen Vergleich der diversen Systeme in verschiedenen Ländern gut auswerten. Hierbei wird offensichtlich, dass die Gesundheitsversorgung mit all ihren segensreichen Fortschritten in der Medizin nur dann dauerhaft qualitativ auf einem hohen Niveau erbracht wird und bezahlbar bleibt, wenn auch im Gesundheitswesen der Wettbewerb erhalten bleibt und die innovativen Kräfte freigesetzt werden, die erforderlich sind, um die Chancen der Zukunft zu meistern. Nur wenn wir innovative Lösungen erlauben, so wie es gerade am Beispiel der Entwicklung neuer Impfstoffe gegen COVID-19 überdeutlich durch BioNTech und andere vorgeführt wurde, können wir die vielfachen Herausforderungen im Gesundheitswesen bestehen, ähnlich wie beim Klima, Umweltschutz und anderen Herausforderungen.

Eine entscheidende Innovation im Gesundheitswesen, die erst durch die Digitalisierung möglich wurde, ist die Bildung von Netzwerken von Ärzten, Kliniken und Therapeuten. Solche Netzwerke können mit einem Krankenhaus kontrahieren, um eine pauschalisierte Versorgung ihrer Versicherten zu einem Festpreis pro Monat pro Versicherten zu erbringen.

Ein Netzwerk von Gesundheitseinrichtungen – Krankenhäuser und niedergelassene Ärzte – könnte jeden Monat von der Krankenversicherung pro Versicherten eine feste pauschale Summe erhalten. Mit dieser Summe sind alle Leistungen – Medikamente, Operationen, Beratungen, Therapien und anderes – abgedeckt, die zur Behandlung und Heilung der Versicherten anfallen.

Naturgemäß haben nun die Leistungserbringer – der Zusammenschluss der Kliniken und niedergelassenen Ärzte – ein starkes

Interesse daran, dass sie so wenig Ausgaben wie möglich haben. Aber mit dem richtigen Gesamtmodell unter Einbringung der Prävention und der Wahlfreiheit motiviert dies Krankenhäuser und Ärzte dazu, dafür zu sorgen, dass die Menschen auf Dauer möglichst wenig krank werden und gezielt zu einem gesünderen Leben angehalten werden, zum Beispiel weil es regelmäßige Check-ups, Präventionsmaßnahmen oder Seminare gibt, zu denen sie eingeladen werden. All diese Dinge kosten auch, und sie müssen aufgebaut und angeboten werden. Aber bereits auf mittlere Sicht wird dies zu mehr Gesundheit führen, was für alle besser ist: für den Patienten, für den Arbeitgeber und schließlich auch für die Begrenzung der Kosten des Gesundheitswesens. Dies dürfte auch die Häufigkeit von Arzt- und Krankenhausbesuchen senken, was bedeutet, dass das bestehende Personal mehr Zeit für eine geringere Zahl an Patienten hat und die ärztlichen Praxen bei in der Summe gleichbleibender Bezahlung weniger häufig konsultiert werden mit der Folge, dass auch der niedergelassene Arzt mehr Zeit pro Patient hat, ohne Erlöseinbußen befürchten zu müssen.

Dieses System braucht natürlich Modellvorhaben und eine längere Aufbauzeit, um die Umsetzung zu optimieren. Der Grundgedanke hat sich aber in einer Reihe von Fällen schon bewährt: Das Netzwerk erhält eine feste Summe pro Patient und muss im Erkrankungsfall die vereinbarten Leistungen erbringen. Dies erfordert eine Risikostreuung; das heißt, es funktioniert nur mit vielen Teilnehmern, die eine versicherungsmathematische Risikostreuung erlauben.

Ein solches System hat den großen Vorteil, dass der Vorwurf, Ärzte würden aus Abrechnungsgründen ungerechtfertigte Eingriffe vornehmen, und die Sorge der Patienten davor wegfallen, eben weil es solche Anreize gar nicht mehr gibt. Dieser Kritikpunkt wird häufig vorgetragen, und er ist der Kern der heutigen aufwendigen Bemühungen von Krankenversicherungen und ihrem medizinischen Dienst, Abrechnungen zu kürzen. Denn künftig kümmern sich die Kostenträger nicht mehr um die Rechnung des jeweiligen Eingriffs, sondern zahlen einen festen Monatsbeitrag pro Versicherten an das Netzwerk. Es trifft zu, dass Deutsche häufiger zum Arzt und/oder in die Krankenhäuser gehen als anderswo. Mit einem solchen Modell würde sich dies vielleicht ändern. Heutige Fehlanreize, mehr zu behandeln und zu untersuchen als nötig, würden der Vergangenheit angehören.

Die Bürokratie würde radikal reduziert: Das Netzwerk erhält eine feste monatliche Vergütung pro Versicherten und muss vertragsgemäß Leistungen erbringen. Es gibt keine Einzelabrechnungen mehr, und keine Abrechnung muss aufwendig gegenüber einer Krankenkasse gerechtfertigt werden, weil es eben gar keine Abrechnungen und Nachweise pro Krankheitsfall/Einzelfall, Eingriff und Behandlung mehr gibt.

2. Prävention. Wenn Ärzte und Krankenhäuser eine feste monatliche Vergütung pro Patient erhalten und sich nicht um die Abrechnung sorgen müssen, besteht wie in der alten chinesischen Medizin ein automatischer Anreiz, seine Patienten möglichst gesund zu erhalten und den Patienten präventiv zu einer gesunden Lebensführung anzuhalten und dabei zu unterstützen, durch die Klassiker wie Bewegung, Ernährung und Methoden der Stressvermeidung möglichst lange gesund zu bleiben.

3. Wahlfreiheit und Wettbewerb. Ein ernst zu nehmender Einwand gegen dieses System könnte sein, dass damit ein Anreiz zur Unterversorgung gegeben ist. Dieser Einwand ist zu erwägen, die Gefahr kann aber, wie die Erfahrungen im Ausland zeigen, durch ausreichend hohe, drakonische Strafen wirksam bekämpft werden. Wenn die Strafen hoch genug sind, wird kein Leistungserbringer es ernsthaft in Kauf nehmen, solche Strafen zahlen zu müssen, sondern er wird genau umgekehrt keinen Aufwand scheuen, um absolut sicherzustellen, dass

keine Unterversorgung eintritt. Das im amerikanischen Recht bekannte System der *punitive damages*, bei dem die Höhe der Strafzahlungen sich nach der finanziellen Leistungsfähigkeit des Schädigers richtet und zudem die Strafe an den Geschädigten zu zahlen ist und nicht an den Staat, sorgt beispielsweise dafür, dass Fehlversorgungen im Gesundheitsbereich selten sind und dass solche Anbieter schnell aus der Versorgung verschwinden.

Andererseits sollte der Patient immer die volle Wahlfreiheit hinsichtlich der Leistungserbringer behalten und sich jederzeit von einem Versorger lösen können und zu einem anderen Versorger wechseln können. Dies bedeutet eine zusätzliche unbürokratische Selbstkontrolle durch die Patienten oder ihre Angehörigen.

Es ist wichtig, dass die Versicherten die Freiheit behalten, Krankenhäuser und Ärzte ihrer Wahl aufzusuchen, wenn sie mit den dem Netzwerk angeschlossenen Krankenhäusern oder Ärzten unzufrieden sind. Wie bei jeder Versicherung sind die Leistungen klar geregelt, zu denen auch das umfassende Angebot von Prävention gehört, was zudem in der Natur des Systems liegt. Wenn Patienten ihre Wahlfreiheit behalten und bei Unzufriedenheit mit ihrem Versorger zum Beispiel auch jede andere Klinik oder Praxis außerhalb des primären Versorgers aufsuchen dürfen und wenn dann der primäre Versorger, der Leistungserbringer, die Kosten von Drittbehandlungen übernehmen muss, wird der primäre Versorger jede Anstrengung unternehmen, die bei ihm eingeschriebenen Versicherten optimal und zu deren voller Zufriedenheit zu versorgen. Es dürfte zu keiner Unterversorgung kommen. Durch den Erhalt der Wahlfreiheit und die Kostentragungspflicht des Primärversorgers kann dies wirksam und vor allem ohne bürokratische Kontrollen bekämpft werden, wie Modellvorhaben im Ausland zeigen. Wenn ein Patient unzufrieden mit seiner Behandlung oder etwaigen Wartezeiten ist, kann er woanders hingehen, und das Netzwerk muss die Kosten dafür tragen. Dies wird jedes Netzwerk ermuntern, sich sehr intensiv um die Zufriedenheit und eine gute Versorgung der eingeschriebenen Versicherten zu kümmern. Darüber hinaus können drastische strafrechtliche und zivilrechtliche Ausgleichszahlungen, wie zuvor gesagt, dafür sorgen, dass die Versorgungspflicht des Primärversorgers ohne Einschränkung erfüllt wird.

Das Netzwerk ist zuständig für die gesamte Versorgung des Patienten, inklusive Arzneimittel oder Physiotherapien. Sie werden daher ein System installieren, das die Versicherten und deren Gesundheitszustand strukturiert erfasst und dort, wo nötig, Präventionsmaßnahmen anbietet. Es wird dadurch eine Fülle von festen Ansprechpartnern und Lotsen geben – Ärzte, die vor allem Check-ups durchführen und koordinieren. Sie regen Ernährungsseminare oder die Teilnahme an Sportgruppen für den jeweiligen Patienten an, damit sein hoher Cholesterinspiegel und seine drohende Fettleibigkeit nicht eines Tages zu einem Herzinfarkt führen. Rauchern werden sie Entwöhnungsprogramme anbieten, damit sie nicht wegen Lungenkrebs und anderen auf das Rauchen zurückzuführenden Krankheiten teure Leistungen in Anspruch nehmen müssen. Daraus kann ein ganzes Präventionsnetzwerk entstehen.

Wer sich das überbordende GKV-System einmal auf einer Übersichtskarte vergegenwärtigt, wie sie »Premium Circle«, urheberrechtlich geschützt, auf eine DIN-A4-Seite gebracht hat, dem wird erstens schwindlig, und zweitens versteht er sofort, warum unser System erneuerungsbedürftig ist. Es gibt so viele Gremien, Kommissionen, Dienststellen, Verbände und Spitzenverbände, dass sie nur dicht gedrängt und klein geschrieben auf die DIN-A4-Seite passen. Die Gremien sind dann noch paritätisch – also oft mit vielen Akteuren – besetzt. Und für nahezu alles gibt es nicht nur die Ebene der Bundesländer, sondern in einigen Bundesländern noch einmal zusätzliche regionale Unterteilungen, als seien wir in der deutschen Kleinstaaterei zu Beginn des 19. Jahrhunderts.

All dies wird flankiert durch einen paradoxen Wesenszug: Anders, als es wahrscheinlich viele Bundesbürger und Versicherte annehmen, ist unser gesetzliches Gesundheitssystem, wie schon gesagt, kein rein staatliches, auch kein privates, sondern ein »selbst verwaltetes« öffentlich-rechtliches System. Dabei ist alles selbst verwaltet. Versicherte etwa haben aber in der Praxis schon deshalb wenig Mitspracherechte – trotz der alle sechs Jahre aufwendig durchgeführten und teuer propagierten Sozialwahl –, weil es für den Versicherten kaum etwas zu entscheiden gibt. Auch die vielen Gremien können wiederum nur sich selbst verwalten und Geld ausgeben oder lediglich Ärzte und Krankenhäuser mit noch mehr Bürokratie überfordern, und zwar, weil die medizinischen Leistungen und Vergütungssätze bürokratisch fixiert sind, freilich als Ergebnis eines kostspieligen »demokratischen« Prozesses. Am Ende ist es zutiefst staatlich reguliert und beaufsichtigt – gerade auch der Versicherungsbetrag, der von den rund 90 Prozent gesetzlich Versicherten zu entrichten ist, während Hunderte von Gremien, Verbänden, Versicherungen oder medizinischen Diensten auch von diesen Beiträgen bezahlt werden müssen.

In meinen Augen führt kein Weg an neuen Modellen vorbei, wenn wir unser Gesundheitssystem und unsere soziale Krankenversicherung zukunftsfest machen wollen. Laut OECD erhalten die Leistungserbringer in Deutschland eine deutlich geringere Vergütung als in anderen Ländern – behandeln dafür aber wesentlich mehr Fälle. Es liegt auf der Hand, dass das nicht mehr lange funktionieren kann und Spitzenmedizin – die unsere Ärzte trotz aller Widrigkeiten noch leisten – langfristig nicht auf dieser Basis finanzierbar ist.

Wir brauchen ein neues System der Gesundheitsversorgung, das die Gesunderhaltung der Menschen in den Mittelpunkt stellt und die immer knapperen Ressourcen für die Versorgung der Menschen einsetzt und nicht für eine stets weiter ausufernde Bürokratie, die immer mehr dieser Ressourcen verbraucht und alle im Gesundheitssystem

Arbeitenden frustriert. Denn sie wollen dem Patienten dienen und nicht einer Bürokratie, die als Folge eines falschen Systems weiter expandiert.

Wir haben eine Verantwortung für unsere Patienten und Mitarbeiter, ein besseres Gesundheitssystem aufzubauen als das von Überlastung und Bürokratie geprägte jetzige System.

Fünf erfolgreiche Beispiele für ein präventives Gesundheitssystem

Das Modell des präventiven Gesundheitssystems ist an mehreren Stellen in der Welt seit Jahren erfolgreich umgesetzt worden. Der Beweis für eine bessere Versorgung mit weniger Bürokratie, mit einer ganzheitlichen präventiven Versorgung bei Erhalt von Wettbewerb und Wahlfreiheit und einem wirksamen Schutz vor Unterversorgung konnte mehrfach erbracht werden.

Daher ist es nicht nötig, in Deutschland neue und nicht erprobte Modelle zu erfinden. Wir wissen doch aus der langjährigen Erfahrung, dass solche immer wieder neu ausgedachten Modelle in der Praxis stets einen ganz anderen Verlauf nahmen, als man bei ihrer Einführung gedacht hatte. Wir sollten vielmehr auf die umfassenden vorliegenden Erfahrungen im Ausland zurückgreifen und uns um die Umsetzung eines entsprechenden präventiven Gesundheitssystems auch in Deutschland bemühen.

Hier steht immer die Einhaltung der drei nachfolgenden Kerngedanken im Mittelpunkt:

1. eine pauschale monatliche Vergütung pro Patient;
2. eine ganzheitliche und dauerhafte Betreuung des Patienten und ein Fokus auf die Gesunderhaltung;
3. Wahlfreiheit des Patienten, Wettbewerb der Leistungserbringer und ein wirksamer Schutz gegen jede Form der Unterversorgung.

Im Nachfolgenden möchte ich einige dieser Modelle vorstellen.

Kaiser Permanente, Kalifornien

Das bekannteste Beispiel für ein präventives Gesundheitssystem ist Kaiser Permanente aus Kalifornien. Kaiser Permanente entstand ursprünglich, um den kalifornischen Arbeitern, die seinerzeit die erforderlichen Baumaßnahmen erbrachten, um die Wasserversorgung der wachsenden Metropolregion Los Angeles zu sichern, eine minimale Gesundheitsversorgung anzubieten.

Kaiser Permanente versorgt inzwischen 12,5 Millionen Versicherte und damit mehr als die größte deutsche gesetzliche Krankenkasse, die Techniker Krankenkasse.

Die Vergütung erfolgt durch fixe monatliche Versicherungsbeiträge, für die Kaiser Permanente die komplette Gesundheitsversorgung übernimmt. Hierfür unterhält Kaiser Permanente 39 Krankenhäuser und 680 ambulante Versorgungszentren. Die Ärzte sind in unabhängigen Medical Groups organisiert. Die Ärzte können eine feste Anstellung eingehen oder bleiben selbstständig und werden dann über einen festen prospektiven Pauschalbetrag vergütet.

Der Kaiser Foundation Health Plan erhält entweder eine prospektive pauschale Vergütung für jeden seiner Versicherten von den verschiedenen Kostenträgern in den USA (Medicare, Medicaid oder Arbeitgeber) oder direkt vom selbst zahlenden Versicherten.

Kaiser Permanente deckt sowohl die gesamte Leistungsseite vom Hausarzt bis zum Maximalversorger als auch die Krankenversicherung ab. Kaiser Permanente bekommt eine pauschale prospektive Vergütung und übernimmt die komplette Versorgung der eingeschriebenen Mitglieder (Versicherten). Hierbei werden ohne Bürokratie sozusagen selbststeuernd die folgenden Ziele automatisch erreicht:

1. Eine planmäßige präventive Versorgung für jedes Mitglied, um die Mitglieder möglichst lange gesund zu erhalten. Hierzu gehören eine sehr leistungsfähige Primärversorgung und eine nachhaltige und umfassende Betreuung der chronisch Erkrankten. Die Interessen der Leistungserbringer und der Patienten sind gleichgerichtet im besten Interesse der Patienten und stehen nicht im Widerspruch miteinander wie in unserem jetzigen DRG-System. Unser System kann auch eine überbordende Bürokratie nicht mehr retten. Kaiser Permanente erfasst die Gesundheitsdaten aller Mitglieder nachhaltig, zentral und adressiert, wo immer möglich, gesundheitliche Fehlentwicklungen eines jeden Mitgliedes akut oder präventiv mit passenden Versorgungsangeboten. Die Patientenakte wird zentral erfasst und ist für alle betreuenden Ärzte zugänglich. So wird ein proaktives und nachhaltiges Gesundheitssystem überhaupt erst möglich. Das deutsche System bietet dies schlicht nicht an und lässt den Patienten insoweit allein.

2. Jede Unterversorgung schon im Ansatz zu verhindern, um spätere höhere medizinische Aufwendungen für die Mitglieder zu vermeiden, um die Mitglieder für Kaiser Permanente zu erhalten und natürlich um den in den USA kräftigen Strafzahlungen einer nicht vertragsgemäßen Versorgung zu entgehen.

3. Es besteht kein Anreiz zur Mengenausweitung und Überversorgung, da ein Mehr an Versorgung eben nicht zu höheren Vergütungen führt.

Kaiser Permanente hat das System eines präventiven Gesundheitssystems auf der Grundlage des Health Maintenance Act aus dem Jahr 1973 aufgebaut und damit seit inzwischen 50 Jahren immer weiter verbessert und professionalisiert. Hierbei gelingt Kaiser Permanente beides: die Qualität der Versorgung ständig zu verbessern und gleichzeitig die Kosten in Grenzen zu halten, eben weil der Fehlanreiz über Einzellistungsvergütungen nicht mehr Teil des Systems ist. Kaiser Permanente hat umfassende Programme wie Behandlungspfade, Monitoring-Programme, zum Beispiel das Remote-Glucose-Monitoring-Programm, und viele andere Tools aufgebaut, um dieses Ergebnis zu erzielen.

Wir wären in Deutschland gut beraten, diese umfassenden Erfahrungen zu nutzen und ein vergleichbares System zu errichten. Es reicht nicht aus, zu versuchen, das bestehende DRG-System in Deutschland durch Vorhaltepauschalen oder andere Vorschläge zu sanieren. Dies geht am Kern des Problems vorbei und war auch in der Vergangenheit nie erfolgreich. Es ist vorhersehbar, dass auch diesmal die Praxis ganz anders ausfallen wird und wir am Ende nur eine weitere gescheiterte Gesundheitsreform haben werden.

Geisinger Health, Pennsylvania

Geisinger Health geht auf eine Gründung in Pennsylvania im Jahr 1915 zurück und hat sich ähnlich erfolgreich wie Kaiser Permanente mit heute drei Millionen Versicherten und elf Krankenhäusern zu einem regionalen Health-Anbieter auf der Grundlage der zuvor genannten Kerngedanken eines präventiven Gesundheitssystems mit prospektiver pauschalierter Vergütung entwickelt.

Intermountain Health, Utah

Intermountain Health ist ein weiterer präventiv orientierter Anbieter mit prospektiver pauschalierter Bezahlung aus Salt Lake City, Utah. Intermountain Health ist ein gemeinnütziger Verbund mit 22 Krankenhäusern und 185 Polikliniken bzw. Ärztehäusern.

Quironsalud, Spanien

In Spanien wurden seit Ende der 90er-Jahre verschiedene prospektive pauschale Vergütungsmodelle erprobt, bei denen der Versorger aufgrund einer öffentlich-rechtlichen Vereinbarung die Gesundheitsversorgung in einer bestimmten Region übernimmt. In der Region Madrid haben Krankenhäuser des Krankenhausbetreibers Quironsalud die Verantwortung für die sektorübergreifende Versorgung von Patientengruppen übernommen. Quironsalud erhält eine jährlich anzupassende prospektive pauschale Vergütung. Die eingeschriebenen Patienten bleiben dabei frei, in welchem Krankenhaus sie sich behandeln lassen möchten. Falls ein Patient sich für eine Behandlung in einem Krankenhaus außerhalb der Quironsalud-Gruppe entscheidet, so muss Quironsalud die Pauschalvergütung an den anderen Krankenhausbetreiber abgeben. Auch hier ein eingebauter Anreiz für eine im Vergleich zum Wettbewerb möglichst hohe Behandlungsqualität. Die Kliniken sind in internationalen Qualitätsrankings überdurchschnittlich gut bewertet.

Bern, Schweiz

Im Berner Jura haben sich die zuständige Gesundheitsverwaltung, die Klinikgruppe Swiss Medical Network und die Krankenkasse Visana entschlossen, ein Netzwerk für die regionale Gesundheitsverwaltung nach dem Vorbild von Kaiser Permanente aufzubauen. Hintergrund ist, wie oben geschildert, die Überzeugung, dass das jetzige System der Gesundheitsversorgung, in dem die Vergütungen aufgrund von Einzelleistungen abgerechnet werden, einen Anreiz für unnötige Behandlungen gibt und dies durch das hier vorgestellte präventive Gesundheitssystem mit pauschaler Abrechnung vermieden werden kann und zugleich ein Anreiz für eine qualitativ bessere Versorgung gegeben wird, ohne dass hierfür Mehrkosten entstehen.

Wie bereits gesagt, wären wir in Deutschland gut beraten, die umfassenden Erfahrungen der zuvor beschriebenen Versorger zu nutzen und ein Gesundheitssystem aufzubauen, welches nicht mehr auf dem Gedanken der Einzelvergütung aufbaut, sondern auf den hier skizzierten Überlegungen der monatlichen Pauschalvergütung, der Prävention und der Wahlfreiheit ohne die derzeitige Abrechnungsbürokratie. Nur dann wird es möglich sein, einer am Patienten orientierten ganzheitlichen Versorgung zum Erfolg zu verhelfen.

SCHLUSSBEMERKUNG

Am Ende bin ich mit großer Dankbarkeit erfüllt, dass mir das Leben so viele große Chancen gegeben hat.

Chancen, um Probleme zu lösen. Es gibt kein Leben ohne Probleme, und Erfolg ist nichts anderes als gelöste Probleme.

Als Krankenhausbetreiber haben wir mit vielen falschen Vorurteilen zu kämpfen. Aber auch hier gilt, dass Fortschritt Wettbewerb und Innovationen erfordert. Als private Betreiber sind wir hier ebenfalls zweifelsfrei die Treiber des Fortschritts. So wie die Hamburger Asklepios Kliniken heute als erste Krankenhausgruppe papierlos und voll digitalisiert arbeiten.

Gesundheit ist eine sehr wichtige Dienstleistung, die hohe Qualität erfordert und gerade deshalb nicht einer den Fortschritt hemmenden Bürokratie des Staates überlassen werden sollte. Gesundheit braucht Wettbewerb und nur aus Wettbewerb entstehen dauerhaft Fortschritt, Innovation und eine hohe Versorgungsqualität.

Wirtschaftsnachrichten endlich verstehen

Gisela Baur

Egal ob im Radio, Fernsehen, in der Zeitung oder im Internet, der Wirtschaftsteil der Nachrichten ist für viele oftmals ein Rätsel. Doch Wirtschaft betrifft uns alle, jeden Tag und jeden Einzelnen. Die grundlegenden Mechanismen unserer Wirtschaft sind zudem gar nicht so schwer zu erfassen, wie Experten gerne behaupten. Dieses Buch bringt endlich den Durchblick. Dafür braucht es weder ein VWL-Studium noch eine Ausbildung zum Börsenanalysten. Gisela Baur, seit Jahrzehnten versierte Finanzjournalistin, hilft weiter, egal ob es um die beste Altersvorsorge, das Außenhandelskonzept der Lieblingspartei oder besonders aussichtsreiche Aktien geht.

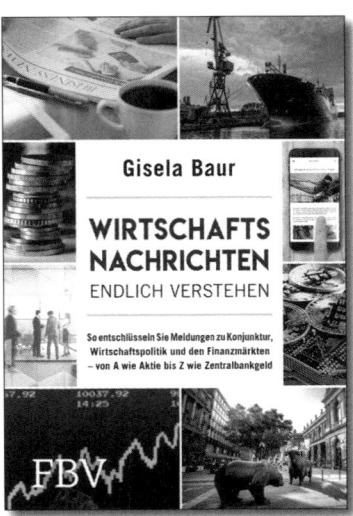

320 Seiten | Hardcover | 19,99 € (D) | ISBN 978-3-95972-402-9

Warren Buffett –
Der Jahrhundertkapitalist

Gisela Baur

»Noch eine Biografie über Warren Buffett? Zum Glück nicht nur.
[…] Eben auch, weil es nicht die x-te Biografie über ihn ist, sondern
die Autorin seine Worte, Taten und Investments immer im Kontext
mit der amerikanischen Wirtschafts- und Börsengeschichte erzählt.
Und wer könnte das besser, spannender und persönlicher als die
Seelenverwandte des größten Investors aller Zeiten?«

BÖRSE ONLINE (Nr. 43, 2018)

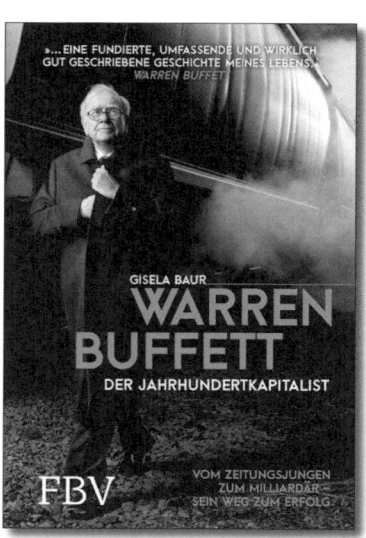

336 Seiten | Hardcover | 24,99 € (D) | ISBN 978-3-95972-055-7

Lebe ein reiches Leben, statt reich zu sterben

Bill Perkins

Hart arbeiten, viel sparen, sorgsam mit Geld umgehen und für die Nachkommen sorgen. Für Bill Perkins keine Option. Stattdessen motiviert er dazu, die eigenen Träume nicht immer aufzuschieben, sondern sie umzusetzen. Seine provokante Philosophie: Das Beste aus seinem Geld herausholen, das Leben in vollen Zügen auskosten und am Ende mit nichts aus dem Leben scheiden. Perkins zeigt, wie jeder seine Energie und tiefsten Wünsche in Einklang bringt und gibt praktische Tipps, wie sich Geld und Zeit vernünftig einteilen lassen. Ein Leitfaden, der hilft, die begrenzte Zeit auf der Erde voll auszuschöpfen und reich zu leben, statt reich zu sterben.

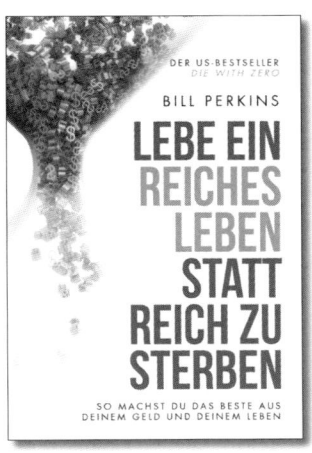

272 Seiten | Softcover | 19,99 € (D) | ISBN 978-3-95972-278-0

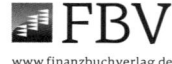